JN275240

フィジカルアセスメントを ケアにつなげる

12事例で学ぶ看護の要点

編集
藤崎　郁
長崎大学大学院医歯薬学総合研究科教授

執筆
石賀奈津子
鳥取大学医学部附属病院

紙野雪香
公益財団法人田附興風会医学研究所北野病院看護管理室師長

川口直美
神戸大学医学部附属病院

小林智子
エンパワー訪問看護ステーション管理者

小山富美子
近畿大学医学部附属病院がんセンター副看護部長／がん専門看護師

塩川ゆり
神戸大学医学部附属病院患者支援センター看護師長

濱田麻美子
神戸市立医療センター中央市民病院主任／がん専門看護師

原沢優子
愛知県立大学看護学部講師

藤野あゆみ
愛知県立大学看護学部講師

医学書院

フィジカルアセスメントをケアにつなげる―12事例で学ぶ看護の要点

発　　行	2012年4月15日　第1版第1刷Ⓒ
編　　集	藤崎　郁（ふじさき　かおる）
発行者	株式会社　医学書院
	代表取締役　金原　優
	〒113-8719　東京都文京区本郷1-28-23
	電話　03-3817-5600（社内案内）
印刷・製本	アイワード

本書の複製権・翻訳権・上映権・譲渡権・公衆送信権（送信可能化権を含む）は㈱医学書院が保有します．

ISBN978-4-260-01235-5

本書を無断で複製する行為（複写，スキャン，デジタルデータ化など）は，「私的使用のための複製」など著作権法上の限られた例外を除き禁じられています．大学，病院，診療所，企業などにおいて，業務上使用する目的（診療，研究活動を含む）で上記の行為を行うことは，その使用範囲が内部的であっても，私的使用には該当せず，違法です．また私的使用に該当する場合であっても，代行業者等の第三者に依頼して上記の行為を行うことは違法となります．

JCOPY 〈㈳出版者著作権管理機構　委託出版物〉

本書の無断複写は著作権法上での例外を除き禁じられています．複写される場合は，そのつど事前に，㈳出版者著作権管理機構（電話 03-3513-6969，FAX 03-3513-6979，info@jcopy.or.jp）の許諾を得てください．

序にかえて

　この本を手にとってくださっているかたはナースでしょうか，看護学生さんでしょうか。看護の先生かもしれません。いずれにせよ，看護のことをまじめに考え，ケアすることの本質を見極めたいと思ってくださっているかたに違いありません。本書「フィジカルアセスメントをケアにつなげる」はそんな人たちにこそ読んでいただきたい本だからです。

　対象者の主観的情報を得るための「問診」を筆頭に，「視診・聴診・打診・触診」の技術と，それらにもとづく臨床判断の技術をフィジカルアセスメントと総称します。それにはバイタルサインの測定も含まれることがあります。これらは医師の指示なしにナースでも実施可能なため，いまや看護の臨床判断にも欠かせない技術となっています。

　医師はこの技術をおもに医学的診断や全身状態のスクリーニングの基本として用いますが，ナースは，看護ケアを行う際の対象理解の基盤としてはもちろん，看護成果や看護介入の選択・具体化の基盤として，あるいは看護介入の成果の判断材料として，このフィジカルアセスメントの技術を用います。看護において「観察」と呼びならわしてきた行為は，すべてこの技術に含まれます。看護における観察の重要性は誰もが実感することですが，実際に行うとなったら難しいこともよく知られています。本書ではその実際をできるだけ具体的に記述することを試みました。

　本書では，ナースの行うべきフィジカルアセスメントの実際を示し，看護の臨床判断を日常のケアにどのように活かすのかを具体的な事例で示すため12人のナースが登場します。いずれも自分が病気になったらこんなふうにケアしてほしいと思えるようなナースばかりです。また12の事例で扱っている看護場面（の連続）は，どれもが，いまの日本の医療現場（とくに病院）においてごくふつうに見かける一般的な病気や病状の患者さんとご家族に関するごくありふれた看護場面です。どの看護場面でも，そこに書かれている看護介入のメニューには，なにも目新しいものや特別のものはありません。見守りや清拭や更衣や食事介助といった日常の看護ケアが書かれています。

　実際の看護場面では，ナースは手やからだを動かしながら頭と心を連動して働かせる必要がありますが，本書では，日常の看護ケアとフィジカルアセスメントの連動のさまを可視化すべく，できるだけ細かな描写を試みています。そのために少し饒舌な印象を受けるかもしれません。いくつも

の看護行為と観察の組み合わせからなる看護ケアを文字で読むには少々時間がかかりますが，自分で実践するとなればあっというまです。そのあっというまにナースはたくさんのことを考え，感じ，調べ，確認しながら，頭を使い，目を見開き，心を砕いて慎重に丁寧にケアを行っています。実践のスピード感に文字を読むスピードが追い付かず，はじめはわかりにくいと感じるかもしれませんが，繰り返し注意深く読んでいただければ，フィジカルアセスメントの技術を看護ケアのなかに織り込んでいくナースたちの頭の使い方や臨床判断の実際をそのスピード感とともに実感することができるはずです。

　うれしいことに，本書の校正刷りを読んでもらった看護学生さんたちには，「臨場感があってナースの観察とケアの内容が具体的にわかる」，「看護そのものが書かれている」，「病気や治療のことをよく知らなくても状況が目に浮かぶ」，「実習前に読みたかった」と好評でした。各事例で展開する看護場面の臨場感を楽しめるところまで読み込めば，そこに看護の本質が現れているということに納得していただけるに違いありません。事例のなかのナースたちが行っている行為のひとつひとつ，そしてその連続を単なる「看護業務」ではなく「看護ケア」にしているものは臨床判断だということ，臨床判断には根拠が必要でありその根拠を提供してくれるのがナースのフィジカルアセスメントの技術だということを知っていただけたらと思います。

　フィジカルアセスメントの技術をうまく活用することで，患者さん自身が行動変容を起こすきっかけをつくれたり，自分の病気に対するさらなる知識獲得への意欲を高めるための動機づけとなることも少なくありません。そういった行動面へのアプローチの手がかりとしても，フィジカルアセスメントという技術は，ナースにとってとても重要かつ有用な技術です。さらには，この技術を駆使することによって，患者さんを苦しませている症状や徴候にナースがもっともっと関心を向けることができれば，より難しいといわれている患者さんの心理的な側面や社会的な側面に対するアセスメントも，単に話しを聞くアプローチだけよりも，ずっと容易にその手がかりを得ることができます。

　看護ケアとフィジカルアセスメントの技術の親和性に魅了された私が，医学書や欧米の看護実践書で学んだ知識をもとに日本のナースや看護学生さんにその活用方法を伝える機会を与えていただくようになってから既に15年余りが過ぎました。執筆に携わってくれた著者のみなさんは，縁あってフィジカルアセスメントの技術をいっしょに学ぶ機会を得，折に触れ集まっては切磋琢磨してその技術を磨き，各人の臨床や教育のなかでその技

を試し深めてきた仲間です．いずれも，「看護大好き」，「患者さんいのち」の仲間であり，少々フィジカルオタク（！）のきらいはありますが，この技術を身に着けることを通して，自分たちの日々行うケアが深くなり，看護が面白くなり，ナースとしての成長を実感してきました．この実感をみなさんにもお届けしたいと思い，みんなで事例を持ち寄って執筆に取り掛かりました．思いのほか時間がかかりましたが，ナースの臨床判断に裏打ちされたケアの大切さを信じて私たちの活動を長い間辛抱強く応援してくださった医学書院の七尾清さんと，支え続けてくれたそれぞれの家族，出版を待っていてくださった全国のみなさんに感謝の意をお伝えします．

平成 24 年 3 月
満開の桜の下で
藤崎　郁

CONTENTS

Case 1　TAE 治療を受けている患者のフィジカルアセスメント　　紙野雪香

患者紹介：5回目の TAE を受ける肝細胞がんの患者………2
介入の場面………2
全身状態を把握するために実施すべきフィジカルアセスメント………4
フィジカルアセスメントの実際………6
今後のケア………7
この事例を通して伝えたいこと………8

Case 2　弛緩性便秘に悩む白内障患者のフィジカルアセスメント　　原沢優子／石賀奈津子

患者紹介：白内障手術で入院した脳梗塞の既往歴のある患者………10
介入の場面………10
フィジカルアセスメントの実際………10
フィジカルアセスメントの結果をケアにつなげる………15
今後のケア………16
この事例を通して伝えたいこと………17

Case 3　急な発熱を来した高齢者のフィジカルアセスメント　　藤野あゆみ／石賀奈津子

患者紹介：肺炎で緊急入院の脳梗塞で寝たきりの患者………20
介入の場面………20
フィジカルアセスメントの実際・結果………21
今後のケア………25
この事例を通して伝えたいこと………26

Case 4　脳梗塞後に経口摂取を開始する患者のフィジカルアセスメント　　濱田麻美子／石賀奈津子

患者紹介：高血圧と糖尿病をもつラクナ梗塞の患者………30
介入の場面−〈1〉………30
朝の検温時のフィジカルアセスメント………31
清拭時のフィジカルアセスメント………33
検温時と清拭時の観察で見えてきた今後のケア………36
介入の場面−〈2〉………36
車椅子移乗前に実施すべきフィジカルアセスメント………38
車椅子への移乗時に実施すべきフィジカルアセスメント………40
食事再開直前・食事中に実施するフィジカルアセスメント………42
食後に実施するフィジカルアセスメント………46
今後のケア………49
この事例を通して伝えたいこと………49

Case 5　ADL の低下したパーキンソン病患者の清拭時に行うフィジカルアセスメント　　石賀奈津子

患者紹介：薬物調整目的で入院のパーキンソン病の寝たきり患者………52
介入の場面………52
清拭時に実施すべきフィジカルアセスメント………53
清潔ケアの手順とフィジカルアセスメントの実際・結果………54
今後のケア………57
この事例を通して伝えたいこと………57

Case 6　がん性疼痛の緩和ケアにつなげるフィジカルアセスメント　　小山富美子／紙野雪香

患者紹介：胃がん転移で痛みを訴える患者………60
介入の場面………60
痛みを把握するためのフィジカルアセスメント………60
フィジカルアセスメントの実際………61
フィジカルアセスメントから導かれるケアの実際………63
今後のケア………66
この事例を通して伝えたいこと………67

Case 7 術前患者の呼吸訓練場面でのフィジカルアセスメント
藤野あゆみ／紙野雪香

- 患者紹介：呼吸機能に問題のある胆石摘出術前の患者………70
- 介入の場面………70
- 呼吸訓練に際して行うべきフィジカルアセスメント………71
- 呼吸訓練時に行えるフィジカルアセスメントの実際・結果………72
- 今後のケア………78
- この事例を通して伝えたいこと………78

Case 8 糖尿病の患者教育に活かすフィジカルアセスメント
石賀奈津子

- 患者紹介：直腸がんの術後検診で入院の糖尿病患者………82
- 介入の場面………82
- 下肢の神経障害・足病変のチェックに必要なフィジカルアセスメント………82
- フィジカルアセスメントの実際………83
- アセスメントの結果説明（足壊疽予防のための患者教育）と今後のケア………87
- この事例を通して伝えたいこと………88

Case 9 在宅酸素療法をしている患者へのフィジカルアセスメント
石賀奈津子

- 患者紹介：肺気腫から心不全を合併した在宅療養の患者………90
- 介入の場面………90
- 久しぶりの訪問看護時に行うフィジカルアセスメント………91
- 今後のケア………100
- この事例を通して伝えたいこと………100

Case 10 感覚障害をもつ患者の入浴時に行うフィジカルアセスメント
小林智子／石賀奈津子

- 患者紹介：多発性硬化症の疑いで検査入院した患者………102
- 介入の場面………102
- 入院時の情報収集とフィジカルアセスメント………102
- シャワー浴時のフィジカルアセスメント………106
- 今後のケア………113
- この事例を通して伝えたいこと………114

Case 11 終末期がん患者の退院支援場面でのフィジカルアセスメント
塩川ゆり

- 患者紹介：肺がん末期で余命2ヵ月とされた患者………116
- 介入の場面………116
- 吸引指導時に注目すべきフィジカルアセスメントのポイント………117
- 吸引指導時に用いるフィジカルアセスメントの実際・結果………118
- 訪問看護師との連携の場面………121
- 今後のケア………122
- この事例を通して伝えたいこと………123

Case 12 クリティカルな場面で活用するフィジカルアセスメント
川口直美

- 患者紹介：弓部大動脈置換術を受けた直後の患者………126
- 介入の場面………126
- フィジカルアセスメントの実際・結果………127
- 今後のケア………131
- この事例を通して伝えたいこと………131

MEMO 悪寒戦慄と熱の分利………25　神経因性膀胱………26　ブレーデンスケール………53
レスキュー・ドーズ………65　毛細血管再充満時間測定の意義………85

索引………133

Case 1

TAE 治療を受けている患者のフィジカルアセスメント

　がん治療法のめざましい進歩により，生存率や治癒率が上昇し，がんと診断されても完治や延命の希望がもてるようになってきました。がんと聞けば終末期というイメージではなくなり，現在では，がん治療を繰り返し受けながら生活する期間が長くなっています。ここでは繰り返し肝臓がん治療を受けながら生活している患者さんの事例を紹介します。

　肝臓がんの主な治療法は，肝切除，肝動脈塞栓療法，経皮的エタノール療法，ラジオ波焼灼法が中心です。ここでは肝動脈塞栓療法（以下 TAE：transcatheter arterial embolization）を受けた患者さんに対するフィジカルアセスメントについて，ナースの行うべき細かなケアや配慮とともに考えてみます。

Case 1 TAE治療を受けている患者のフィジカルアセスメント

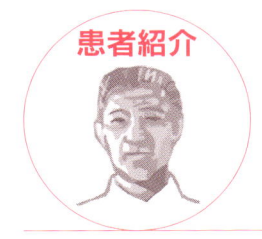

患者紹介

5回目のTAEを受ける肝細胞がんの患者

Aさんは，穏やかな印象を受ける66歳の男性です。

会社を定年退職した後は，妻と園芸を楽しみながら，体調の良いときは温泉旅行に出かけています。息子2人は30代でそれぞれ独立し，他県で暮らしています。

20年前にC型肝炎のキャリアであることがわかり，インターフェロン治療を受けました。しかし，治療のかいもなく5年前に肝細胞がんの診断を受けています。Aさんの肝臓がんは手術適応ではなく，これまでもTAEやラジオ波焼灼法を繰り返し受けてきました。今回は外来受診で，MRIとCTによって肝臓に2つの腫瘍（クイノーの分類でS_2に直径10 mm，S_5に直径5 mm）が新たに発見されたため，5回目のTAEを受けるために入院してきました。

現在，AさんのADLは自立しています。T-Bil 1.2 mg/dL（基準値：0.3〜1.2 mg/dL），Alb 2.9 g/dL（基準値：4.0〜5.0 g/dL），PT 70％（基準値：75％以上），腹水はみられません。TAE適応範囲内の数値ではありますが，もちろん一般の人よりは，肝予備能はずっと低い状態です。

病名や治療状況などについては，診断された当初より，Aさんと家族に対してCTや血液データを示しながら医師から説明が行われています。具体的には，肝細胞がんであること，再発していること，治療方法（手術適応ではないこと，外来で再発の有無や肝機能の状態を確認しながら内科的治療を行っていくこと）について説明をきいています。

Aさんは，医師の説明により，病気や治療方法についてよく理解しています。医療者との関係性も良好で，疑問点は医療者に質問や相談をしながら，積極的に治療に取り組んでいます。

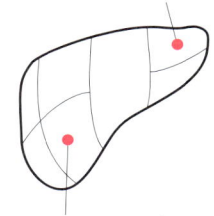

▶ S_2に10 mmの腫瘍
▶ S_5に5 mmの腫瘍
肝臓のS_2とS_5に2つの腫瘍がある

介入の場面

▶ TAEがどんな治療法かを正確に理解しておくことはケアする上でも患者の信頼を得る上でも大切

TAEは1980年代に導入された原発性肝細胞がんに対する治療です。血管カテーテルを介して肝動脈に抗がん剤や塞栓物質を注入することで腫瘍の栄養血管を閉塞し，腫瘍を壊死に陥らせます。TAEの基本的な考え方は，正常肝組織は肝動脈から約25％，門脈から約75％の血流支配を受けているのに対し，肝細胞がんは，ほぼ100％が肝動脈から血流支配を受けていることを利用しています。腫瘍の栄養動脈である肝動脈を塞栓することで，正常組織への影響を抑えて，腫瘍組織のみを壊死させるという方法です。

TAEは他の肝臓がん治療と比較して，治療対象（適応）が広く，治療の危険性が少なく，多発・大型肝臓がんでも治療できるという長所があります。一方，反復

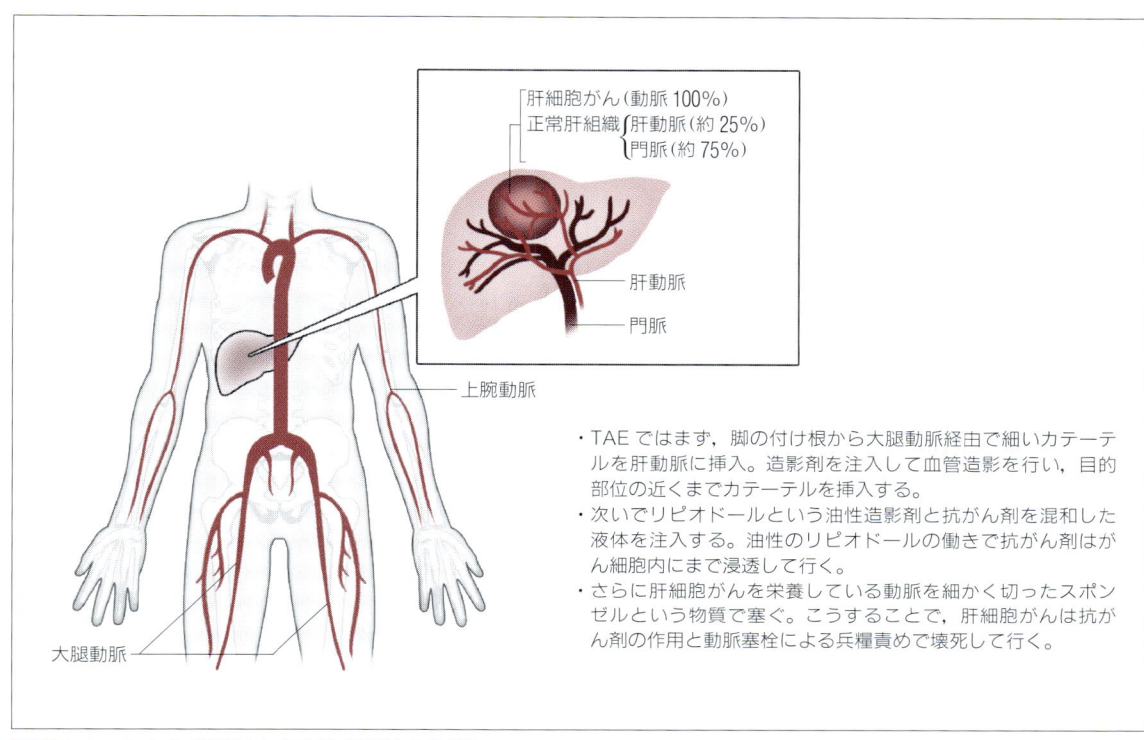

■図1-1　AさんがうけたTAEの手技と原理

> TAEによくみられる症状を理解し、おこり得る訴えに対する準備や対応を考えておく

治療が必要であり、また治療途中から効果不良になることも往々にして起こりえます。

TAE後によく見られる身体症状としては、腹痛、発熱、悪心、嘔吐などがあります。また、絶対安静による腰痛も頻発します。そのうえ、患者さんの多くは繰り返し肝臓がんの治療を受けており、治療のための入退院を繰り返すケースが多く、入院病棟においてもナースは、ひとりの患者さんと長期的なかかわりをもちます。その長い経過のなかで、ナースは患者さんの身体面だけでなく心理・社会面にも十分に注目していく必要が生じるといえます。

放射線部でTAE治療を受けたAさんが横たわったベッドが、今しがた入院病棟に帰ってきました。

TAEは、右大腿動脈を穿刺して行われ、抗がん剤を注入しました。治療中は、血圧130～150/80～90 mmHg、脈拍60～70回/分台で、バイタルサインは安定した状態で経過しました。抗がん剤注入時に腹痛がありましたが、鎮痛薬を静脈内注射することで軽快しています。

治療後の安静度については、主治医から以下のような指示がでています。帰室から1時間後に飲水可、2時間後に食事摂取可、4時間後に側臥位・ギャッジアップ可、明日の午前9時には歩行開始。

これから帰室後の病室で、全身状態の観察を行う予定です。

Case 1　TAE治療を受けている患者のフィジカルアセスメント

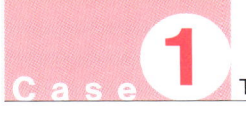

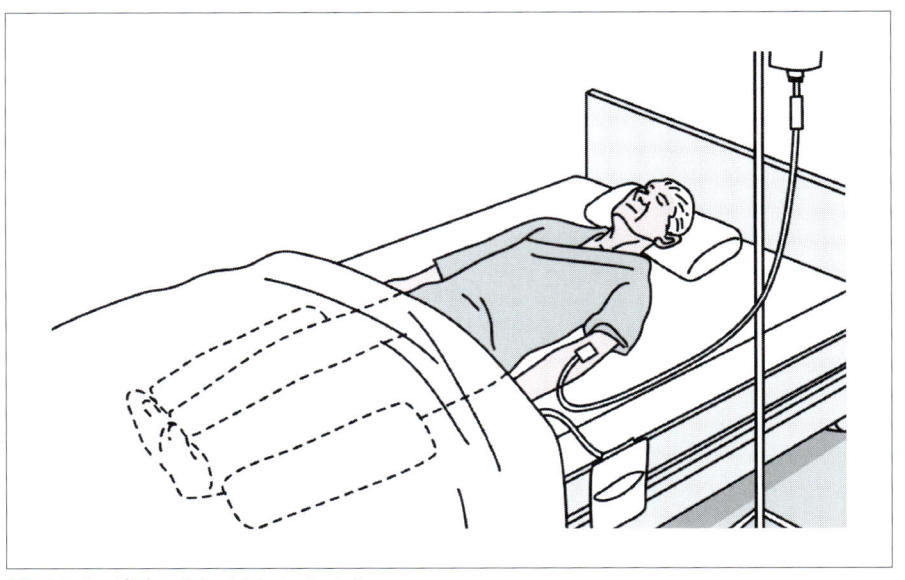

■図1-2　病室に戻ってきたAさん

全身状態を把握するために実施すべきフィジカルアセスメント

　AさんがTAEの治療を受けた後，治療が的確に行われたか，また治療にともなう合併症をおこしていないかを確認します。具体的には以下の①〜⑪をチェックします。

実施すべきフィジカルアセスメント

① 意識レベル
② 穿刺部のガーゼ汚染の有無
③ 圧迫固定の確認
④ 両足背動脈の状態（治療前との比較，左右差，冷汗，皮膚色）
⑤ 悪心・嘔吐，胃部不快感の有無
⑥ 体温および高熱時の随伴症状の有無
⑦ 腹痛の有無（疼痛の性質，部位，程度，持続時間）
⑧ 呼吸困難の有無，胸痛の有無
⑨ 尿量，性状
⑩ 尿量と輸液量のバランス
⑪ 腰痛の有無

　一般に，TAEを受ける患者の入院中，全体のケアはクリティカルパスを活用することが多いのですが，その場合でも帰室直後の今は，治療直後であるために入念に観察を実施していきます。

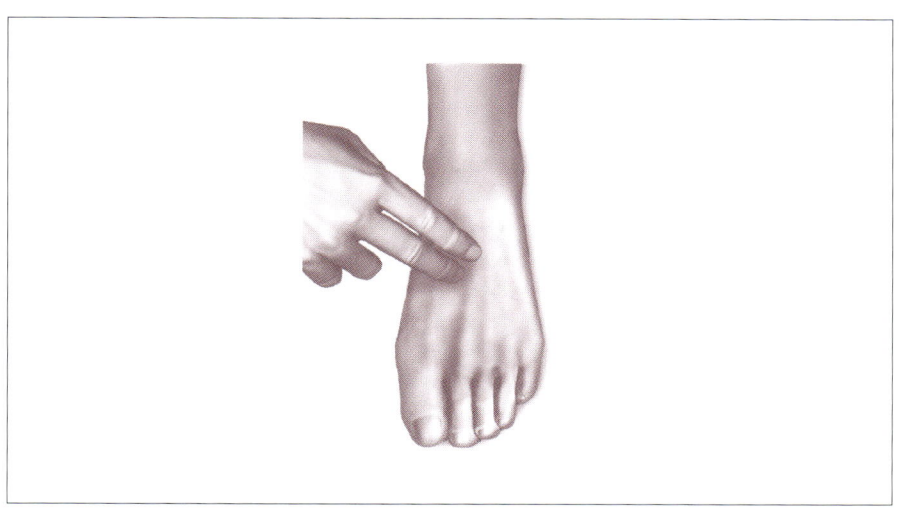

■図1-3　足背動脈の触診
母趾伸筋腱の少し外側で触知し、触知しない場合はさらに外側を触知する。左右差の確認が重要。

　Aさんがそうであったように、TAE直後は、大腿動脈などの太い動脈を穿刺していることから、穿刺部位を動かしたときや圧迫が不適切であれば、静脈からの出血とは比較にならないぐらいの大きな出血の可能性があります。特に血小板が少ない場合や安静を保つことが困難な患者さんには配慮が必要です。また、大腿動脈に太いカテーテルを挿入したことにより血管内には血栓を生じており、それが下肢の動脈血栓をおこす可能性も低くないため、足背動脈の状態を左右の足背動脈を比較しながら調べます（図1-3）。治療以前からもともと拍動が弱い人や左右差や冷感のある人もいますので、治療前の状態も調べておいて治療後の状態と比べてみることが大切です。

> 下肢の動脈血栓の有無は、足背動脈の触診で左右差をみることで確認できる

　一方、塞栓による腫瘍壊死の影響、抗がん剤による胃腸障害などにより、悪心、腹痛、発熱はTAE後によく見られる症状です。しかし、強い疼痛に発熱や悪心などを伴う場合は、肝動脈以外の臓器の血管に薬剤が誤って流入し、塞栓される可能性も考えられ、そういった場合におこる胆嚢炎、胆管炎、胃十二指腸潰瘍などの重篤な合併症の病態を考慮に入れる必要があります。疼痛の訴えがある場合は、表情、疼痛の性状・部位・程度・持続時間を丁寧に観察します。

> 強い疼痛は要注意。目的とする血管外への薬剤の注入や塞栓の可能性もある

　まれに、塞栓部から肝静脈・下大静脈・心臓を経て肺動脈に薬剤がつまり、肺梗塞をおこすこともありますので、呼吸状態にも注意してアセスメントを行います。そして、造影剤や抗がん剤の影響を考慮して、尿量や尿の性状を観察します。

> 肺梗塞の可能性を考え呼吸状態もアセスメントする

　TAEを受ける患者さんのほとんどの方が、「とにかく治療後の絶対安静がつらい、腰が痛い」と言います。治療中の放射線部では、治療用の狭いベッドで数時間、同一体位を保たなければなりません。また、TAE後も4時間は仰臥位でベッド上安静を保つのですから、つらくなるのは当然といえます。ナースはその点をしっかりと頭において、安静度に対する患者さんの理解や反応を観察しながら、

> 安静のための同一体位に対する苦痛は、さまざまな血管侵襲的検査や治療に共通の問題。苦痛に対する援助は重要

Case 1 TAE治療を受けている患者のフィジカルアセスメント

同一体位に伴う苦痛に対する援助やADLの援助を行う必要があります。

なお、これらの注意は、TAE術後の患者さんだけでなく、セルジンガー法で大腿動脈や上腕動脈から太いカテーテルを挿入し検査や治療を行った場合(心カテーテルや肺動脈圧測定のためのスワンガンツ・カテーテル)でも全く同様です。

フィジカルアセスメントの実際

■治療が終わったことを告げながら全身状態を観察する

> 会話しながら意識レベルを確認する。あわせて全身状態を確認する

無事に治療が終わったことへの労をねぎらいながら、意識レベルを確認しつつ全身状態の観察をします。

Aさんに、治療、無事に終わってよかったですねと言うと「ええ、うまくいったと先生もおっしゃっていました」との返事。今、つらいことはないかをたずねると「治療中はおなかが痛かったけど、今は大丈夫。ちょっとむかむかするかな。そろそろ腰が痛くなる頃かなあ…」と心配な様子。そう言えば、前のときも治療のあと腰痛がつらいと言っていたことを思い出します。まず、血圧や熱をはからせていただき、あわせて腰もみさせていただくことを伝えます。

結果

体温36.2℃、脈拍72回/分、血圧128/70 mmHg、呼吸数18回/分、動脈酸素飽和度99%と、バイタルサインと呼吸状態に異常は認められません。

右大腿部穿刺部の圧迫固定ガーゼ上の出血は見られず、圧迫固定も異常なくしっかり固定されています。足背動脈は左右差なくよく触れ、冷感もありません。腹痛はみられません。「ちょっとむかむかする」と悪心を訴えています。

全身状態からみて、今のところ重篤な副作用の症状はないようです。表情は穏やかで会話はしっかりできていますが、治療前より声が小さくゆっくり話している様子から、Aさんの疲労感が伝わってきます。また、口唇が乾燥気味です。

■Aさんが困っているむかつきと腰痛への援助を行う

Aさんは、「ちょっとむかむかする」「そろそろ腰が痛くなる頃かなあ」と話しています。

> 腰痛へのマッサージや小枕の挿入。以前試して効果のあった方法も聞いてみる

悪心に対しては、冷水での含嗽をすすめてみます。腰痛に対しては、マッサージや小枕を挿入するなど、右下肢の安静を保ちながら援助を行います。また、これまでのAさんの治療経験から腰痛に効果のあった援助をきいてみます。

結果

> 口渇と悪心に含嗽をすすめてみる

口唇が乾燥気味で口渇も考えられますが、Aさんは1時間後まで飲水ができません。そこで、ここでは悪心と口渇に対して含嗽を促すというケアを考えました。

Aさんにすすめたところ、ぜひという返事でした。安静を保てる姿勢、含水によるシーツの汚染に注意します。Aさんは、ずいぶんさっぱりされたようです。

次に腰部とベッドの間に手を挿入し、腰部のマッサージを行いました。Aさんは「あー、生きかえるよ。ありがとう」とほっとしたような表情です。マッサージをしながら、これまでの腰痛対策についてきいたところ、小さい枕やバスタオルを巻いたものを腰の下に出し入れするとよかった、ということです。早速、Aさんの希望の位置に小枕を入れました。

■安静が保てるように環境整備を行う

含嗽や腰部の小枕の援助の確認、右下肢の安静が保たれるよう環境整備を行います。

結果

▶出血の可能性を考えて細心の配慮のもとに小枕の出し入れを行う

これまでの経験から、Aさんの場合は腰部の小枕を出し入れすることで腰痛を緩和できるということがわかっています。小枕を出すときはAさんが自分で引っ張るだけで大丈夫のように思われました。しかし、小枕を入れるときには、出血を確実に予防するために腰部を浮かす動作や適切な位置への挿入への配慮が必要になるため、Aさん一人では難しいと思われました。そこで、小枕を出すときには、右下肢の安静に注意しながら左側からAさんご自身で引っ張って出していただくこと、再び小枕を挿入したいときにはナースコールで私を呼んでいただくよう伝えました。

▶ナースコールを試してもらうことで、安心感を持ってもらう

「動脈を刺しているからね、お手数をかけるけどしようがないね」と安静の理由を了解しながらも、ナースコールを押すことに抵抗を感じているようでした。そこで、Aさんに実際にナースコールを試してもらうことにしました。Aさんがナースコールを押すと、ナースステーションにいるナースから「はい、Aさん。どうされましたか？」という応答がありました。Aさんは「あっ、すみません、練習です」と恥ずかしそうに答えていました。「看護師さんたちもお忙しそうだからついつい遠慮しちゃうんだけど、今日だけは遠慮よりも安静が大事ってことですよね、わかりました」と納得され、少しほっとした様子でした。

悪心や口渇には含嗽によって効果がみられるので、含嗽をしたい場合もナースコールを押して私を呼んでもらうよう話します。

最後にベッド柵を確認し、ナースコールをAさんの手元に置いて病室を退室します。

今後のケア

Aさんは、無事にTAEを終えて病棟に帰ってきました。帰室直後も重篤な副作用はみられませんでした。しかし、今後も発熱、腹痛、出血、悪心には注意が必

Case 1 TAE治療を受けている患者のフィジカルアセスメント

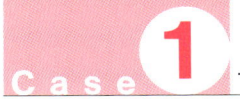

要です。とくに今おこっている「ちょっとむかむかする」感じの変化や，腹痛や発熱との関連は今後も十分にアセスメントしていきます。飲水や飲食が可能な時間になったら，その援助を行いながら摂取状況やその後の体調の変化にも注目していきます。

また，安静時間が長くなるにつれて腰痛が強くなることも十分に考えられます。今は，これまでの治療の経験のなかでAさんが腰痛に効果を感じる方法を実践していますが，それでずっと大丈夫かどうかはなんともいえませんので，大丈夫かどうかをこまめにAさんに尋ね，必要があれば，除圧マットやマキシフロートマットの使用も追加していきたいと思います。安静状態を継続して出血予防に協力してもらうためにも，腰痛緩和への援助はとくに重要です。

▶ 一時的な肝機能の悪化に配慮しつつ肝不全徴候がないかをチェック

今後，塞栓部位の肝細胞壊死によって，一時的に肝機能が悪くなってきます。肝不全の徴候を見のがさないよう肝機能データの変化と腹水，黄疸などの観察をあわせて行っていく必要があります。また，造影剤を使用したことによる腎機能低下の可能性があるため，尿量も腎機能データとあわせてアセスメントしていきます。

Aさんは，ナースコールを押すことに抵抗がみられたので，実際に試してみました。ほっとした様子がみられましたが，やはり自分のナースコールによってナースの手をとめることに遠慮がみられます。Aさんがナースコールを押すのを待つだけでなく，小枕の変更や含嗽の希望がありそうな頃合いを見計らって，こちらから声をかけていくことも大切だと思っています。

この事例を通して伝えたいこと

皆さんの現場では，TAEを受ける患者さんが1週間に何人くらい入院されるでしょうか。Aさんのように繰り返しTAEを受けている患者さんも多いことと思います。うっかりすると"いつものTAE""○○さんは何度も受けているから大丈夫"と思えるほど日常的な"業務"になりそうな状況ではないでしょうか。

業務の手順の一環として，TAE後に腹痛の有無や足背動脈の拍動の強さを確認することができても，実際TAEを受けた患者さんの身体で何がどう起こっており，今後どのような可能性があると考えられるか曖昧なままになっていないでしょうか。目の前の患者さん固有の変化に気がつけるフィジカルアセスメント能力を磨いていくためにも，「どうしてその症状が出てくるのかな」「その観察で患者さんの身体の何がわかるのかな」と考える努力を惜しまないで下さい。

がん治療を受けている患者さんには様々な時期（ステージ）があり，Aさんと比べて身体的に重症でよりナースの援助を必要とする患者さんも同じ病棟に入院していると思われます。患者さんそれぞれの経過のなかで，多様な問題やニーズを抱えています。めだった身体的な症状はないAさんですが，肝臓がんの慢性的経過に伴う心理社会的側面についてはどうでしょうか，気になります。この重要な課題も，ケアの中で忘れてはならない問題です。

Case 2
弛緩性便秘に悩む白内障患者のフィジカルアセスメント

　便秘を訴える患者さんはよくいます。しかし「たかが便秘」とあなどっていると，患者さんに思わぬ苦痛を与えてしまうことがあります。以前，下剤を勧めても「下痢になるから飲みたくない」と言われるので様子をみることにしたところ，翌日「トイレで30分頑張ったけどだめだ。ふらふらしてきた……」と額に汗をかいてふらついている患者さんを発見，「しまった！」と青ざめたことがあります。

　こういう場合，努責の危険性をいくら説明しても排便がなければ患者さんの問題は解決しません。一方で患者さんの身体への負担や精神的苦痛を考えると浣腸も安易にしたくない。こういうとき，腹部のフィジカルアセスメントを行うことができると，ケアの幅は大きく広がります。

　腹部のフィジカルアセスメントをていねいに行えば，腹部の状態，便の状態や位置を把握することが可能です。そして，その情報から腹部マッサージの方法を工夫することで，器質性の便秘でなければ，下剤を用いなくても排便にいたるケースも少なくありません。

　ここでは，白内障で入院した患者さんが弛緩性便秘になり，それに対して実践した腹部のフィジカルアセスメントと看護ケアの例を紹介します。

Case 2 弛緩性便秘に悩む白内障患者のフィジカルアセスメント

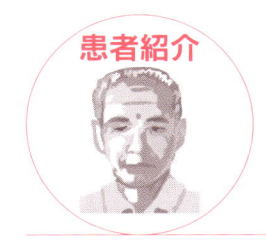

患者紹介

白内障手術で入院した
脳梗塞の既往歴のある患者

　Bさんは68歳の男性。妻と二人暮らし。両眼の白内障手術（超音波水晶体摘出＋人工レンズ挿入術）目的で入院しました。もともと高血圧があり通院中です。1年前には脳梗塞（アテローム血栓症）を発症し，軽度の言語障害と右手足の麻痺がありましたが，今はほぼ軽快し不自由なく暮らしています。Bさんの以前の趣味はゴルフでしたが，最近は視力が低下し，自宅で何もすることがない状態をもてあまし気味の生活だそうです。

介入の場面

　今日は入院3日目。昨日，右眼の手術が終わり，経過は順調で，術後の床上安静は術後2時間で解除になっています。

　私は，今日初めてBさんを担当します。挨拶をしにBさんの所へ行くと，Bさんはベッドに座っています。心なしか，肩に元気がありません。

> 便通のないことを気にしている患者。まず緊急性の有無を判断。排ガスの有無をたずねる

　どうかされましたかとたずねると，「いや……」と返ってきます。気になることでもありますかとたずねると，「便がねぇ，入院してから出てないんだよ。気になってねぇ」という返事。顔色はよく，腹痛がある様子でもありません。緊急性のある状態ではなさそうです。

　排ガスの有無をたずねましたが，Bさん自身もはっきり認識していないそうです。今朝一度，トイレへは歩いて行ったそうですが，それ以外は，ずっと臥床していたとのことでした。便の状態や腸蠕動を確認したいので腹部のフィジカルアセスメントを行いたいと説明し，ベッドに臥床してもらいました。

フィジカルアセスメントの実際

　フィジカルアセスメントで確認する内容は，以下の①〜④です。その前に，腹部のフィジカルアセスメントで注意しておかなければならないことを，再確認しておきましょう。

実施すべきフィジカルアセスメント

① 皮膚の性状，輪郭と形状の視診
② 腸蠕動音の聴診
③ 打診による腸管内のガス貯留，便塊の有無と場所の確認

④ 触診による腹部痛の有無，便塊の大きさ，硬さの確認

■腹部のフィジカルアセスメントでの注意

まず，フィジカルアセスメントの実施に際して，パジャマのズボンと下着を下ろすときの注意です。臀部のほうをしっかりと下ろしてもらうと，衣服が戻らず，きちんと腹部を露出したままの状態を維持することができます。もちろん，バスタオルなどを利用し，不必要に露出した臀部が見えないような羞恥心への配慮も大切です。

さらに大事な注意点が2つあります。1つは，腹部を触れると腸が動いてしまうので視診，聴診，打診，触診の順番で行うということ。2つ目は，触診の時に患者さんの腹部の緊張をやわらげることです。

とくに触診の際には，おなかを触られると自然に力が入ってしまうことも多いので「おなかを触りますが，楽にしていてくださいね」などのように，できるだけリラックスできる声かけを行いながら，触診を試みます。膝立保持が可能な人であれば，両膝を立ててもらうと腹部の緊張が緩和されます。それでも腹壁が硬い場合には，口を軽くあけて口呼吸をしてもらうように促すことも有効です。

> 腹部のフィジカルアセスメントでは腹部の露出が大事。羞恥心をもたせない配慮も必要

> 腹部は視診，聴診，打診，触診の順序で行う

■フィジカルアセスメントを行いながら質問で情報をとる

最初に，Bさんの腹部全般の状態を把握します。パジャマのズボンと下着は上前腸骨棘の直下まで降ろしてもらい，腹部全体のフィジカルアセスメントを実施します。

Bさんの表情は穏やかで，腹痛などの症状もなく，緊急性の腹部症状は認められませんでしたが，排ガスがあった覚えはないということでした。フィジカルアセスメントに入る前に以下の内容を問診しておきます。

① 腹部膨満感，嘔気
② 食事・食欲に関すること（食事・水分摂取量と食欲の変化）
③ 入院前の排泄の習慣（回数・便の性状），痔疾患の既往
④ 入院前の生活習慣および運動量

Bさんは，「お腹ねぇ，張っているといえば張っているのかなぁ，食欲はあります。入院する前は，そうですね，妻がお茶やコーヒーを入れてくれるから1日2－3回は何か飲むね。ご飯の時は，お茶を2杯は飲むよ。ここへ入院してからは，お茶はご飯の時だけだね。あまり飲みたくもないし，眼帯をしているからお茶を入れるとこぼれそうだしね。昨日は手術だったし動くのが怖くてずっと寝ていました」と話してくれました。

ベッドサイドに置いてあるBさんの湯飲みを見ると，150 mL程度の容量で，病

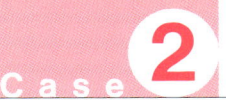

院用に妻が用意したものだということでした．自宅のものは，もう少し大きいそうです．床頭台は，ベッドから離れた位置にあり，自由に手が届きそうにありません．飲水量は入院前と比べると1日あたり500 mL〜1 Lほど減っていると考えられました．

この2日間はほとんど臥床しており，普段より運動量は明らかに不足していると考えられます．入院前は快便で，便秘になることもなく，痔疾患の既往もないという話でした．

■腹部の視診で腹壁の状態を観察

視診で腹壁の隆起の有無と部位を確認 ▶

インタビューを終えてズボンを下げ，視診を始めます．患者の右側に移動し，形状の左右差を見逃さないように，腹部全体を正面から見渡すことができるよう，できるだけ腹部の正中線に沿ってまっすぐに視線が入るような角度から視診します．次に，しゃがみ込んで自分の目を腹壁と同じ高さに落として，腹壁の隆起の有無，そしてその位置と隆起の程度を観察します（図2-1）．

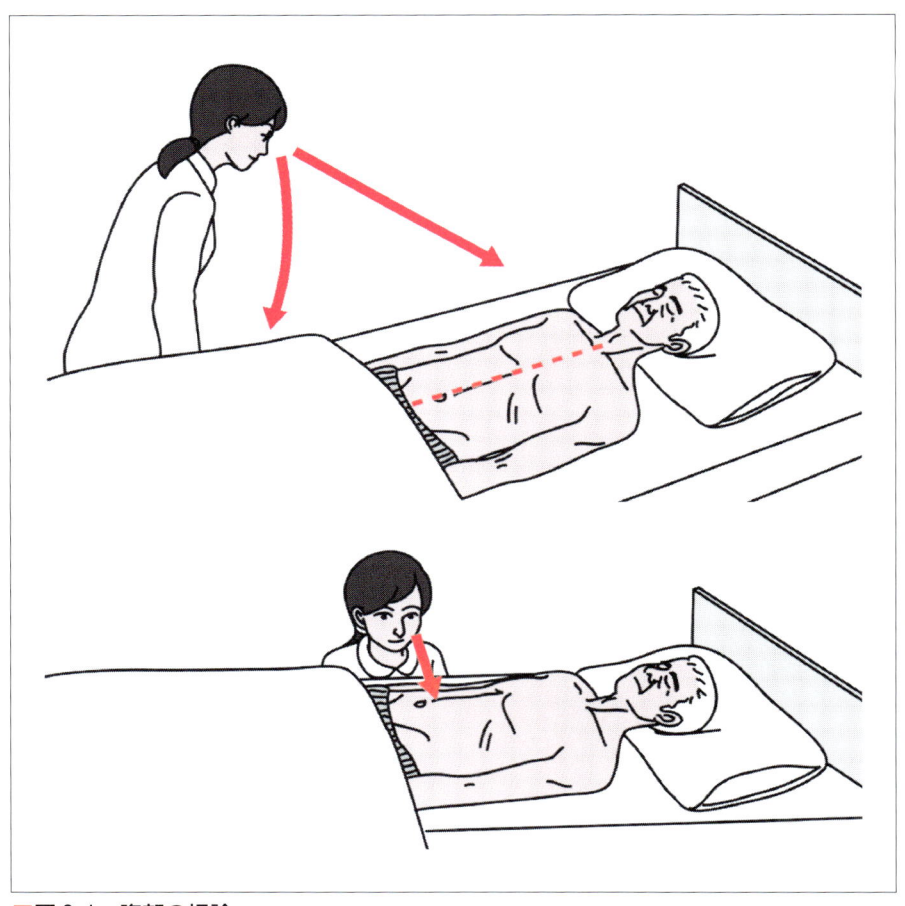

■図2-1　腹部の視診

結果

　Bさんの腹部の形状は左右対称で，異常所見を思わせる膨隆や膨満も発見されませんでした。しかし，わずかに，左下腹部の上前腸骨棘の中央より，下行結腸の末端部分と思われる部分に，他の部分に比べて隆起しているところがあるように見えました。

　これは便塊だろうと予測しますが，詳しくは触診しないとわかりません。判断を保留しつつ，聴診に進みます。

■腹部の聴診で腸蠕動音を確認

　腹部の聴診を行って腸の蠕動運動の状態を確認します。腹部の聴診は，聴診器の膜面を用いて行います。

　直接肌にあたる聴診器の集音部が冷たく感じないように，膜面を軽く手で擦って温めてから腹部に当てます。膜面での聴診は，膜面をしっかりと密着させないと音を集音できないため，脂肪や腹壁の厚さの分を考慮しつつ少ししっかりと圧をかけるようにして，一か所で1分間聴診をします。

　基本的に，腹部の聴診は一か所1分間とされていますが，便秘の患者さんの場合，左下腹部に便が溜まり，その部分の音の響きがほかよりも悪いかもしれません。そこで，今回は右下腹部に聴診器を当てることにします（図2-2）。

▶ 聴診で腸蠕動音の減弱を確認

　聴診の結果，腸蠕動音は15秒に1回程度の割合で聞こえました。音は低く，やや減弱しています。その音の弱い感じから，腸蠕動の動きは活発でなく，腸内全体のガスや液体の流れは少ないと推測しました。

■打診で鼓音や濁音の部位や範囲を確認

　次に，腹部の打診を行って，鼓音や濁音の聞こえる部位と範囲を確認し，腸内の状態，便の状態と位置をアセスメントします。

　右側腹部，臍部，左側腹部で鼓音が聞こえました。音が少し高くよく響くので，ガスが溜まっていると推測されます。左側腹部と左鼠径部の境界部位では濁音化が認められ，この部位で便塊が停滞しているのではないかと考えられました。念のため2回確認しましたが，同様の所見。触診をして濁音部位に下行結腸内にたまった便塊が触れるようならば，あわせて腹部マッサージを行い，直腸へ向けて便塊を送り出します。その後で腸内のガスも流動させたいと思います。

■触診で聴・打診の異常部位を確認

▶ 腸の触診は浅い触診→深い触診へ

　まずは腹部全体を浅く触診します。腹壁の硬さや皮膚を触った感じを把握し，病変を疑う腫瘤などが触れなければ，浅い触診に続いて深い触診を行います。Bさんに両膝を立てて曲げてもらい，腹壁の圧を十分に取り除いたうえで触診をしながら，患者さんの表情を観察し触診による痛みや苦痛の有無を観察します。

Case 2 弛緩性便秘に悩む白内障患者のフィジカルアセスメント

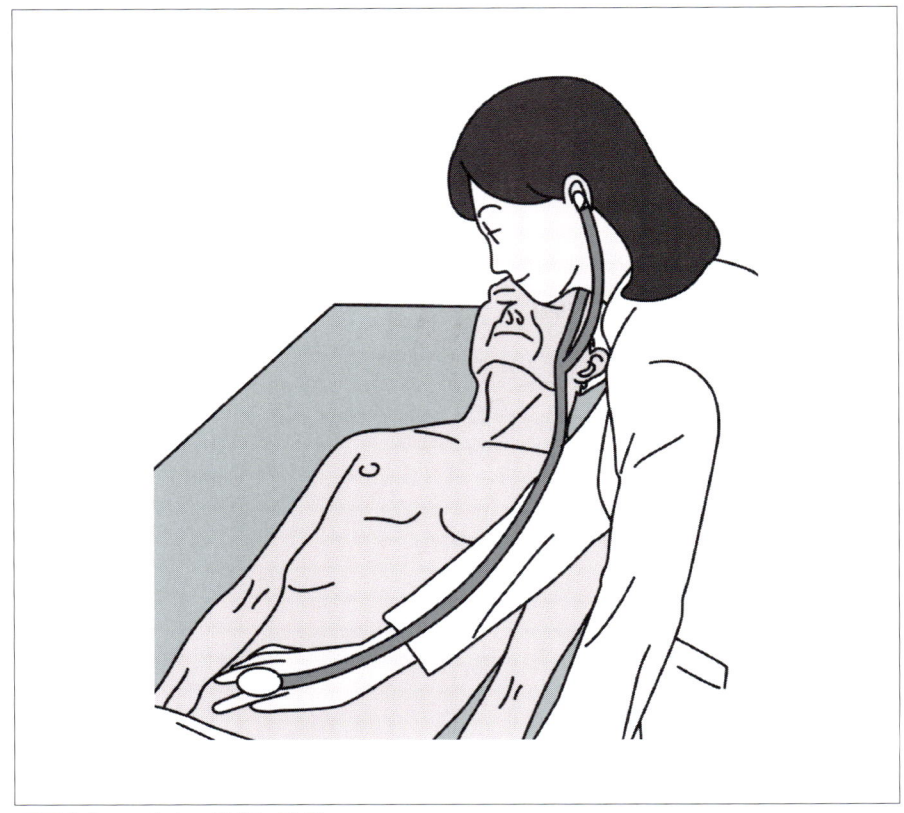

■図2-2　Bさんの腹部の聴診

　浅い触診では，腹壁の張り，発汗，表層の腫瘤はありませんでした。深く触診した際，打診の濁音部位に便塊の固まりの詰まった腸管らしき硬い部分が触れました。触診しても痛くないことを確認したうえで，Bさんにも固まりに触れてもらいます。「Bさん，これ，ここに固いものが触れているのがわかりますか，これはきっと，便がたまっているのだと思うのですが，触られていてどんな感じがしますか？」とたずねたところ，「痛くないけど，なんかツンツンとおしりのほうに響く感じがするよ。ああ〜，うん，なんかそこにある感じがするねぇ……」と，目を閉じ穏やかな表情のまま，返事が返ってきました。

　便塊は痛みを感じるほどの硬さではないようです。Bさんは，痔疾患の既往がないので，これならばマッサージで排便を促しても肛門から出血する危険性は少ないだろうと判断します。

結果

▶ アセスメントの結果，下行結腸への便塊の貯留を確認。腹部マッサージで排出を試みることとする

　Bさんの腹部をアセスメントした結果，腸蠕動音は減弱し，下行結腸に便塊が形成され，停滞。そのため腸内はガスが過剰に貯留している状態と判断しました。今までの自宅での状況から考えて，今回の便秘は，入院中の水分摂取と運動不足

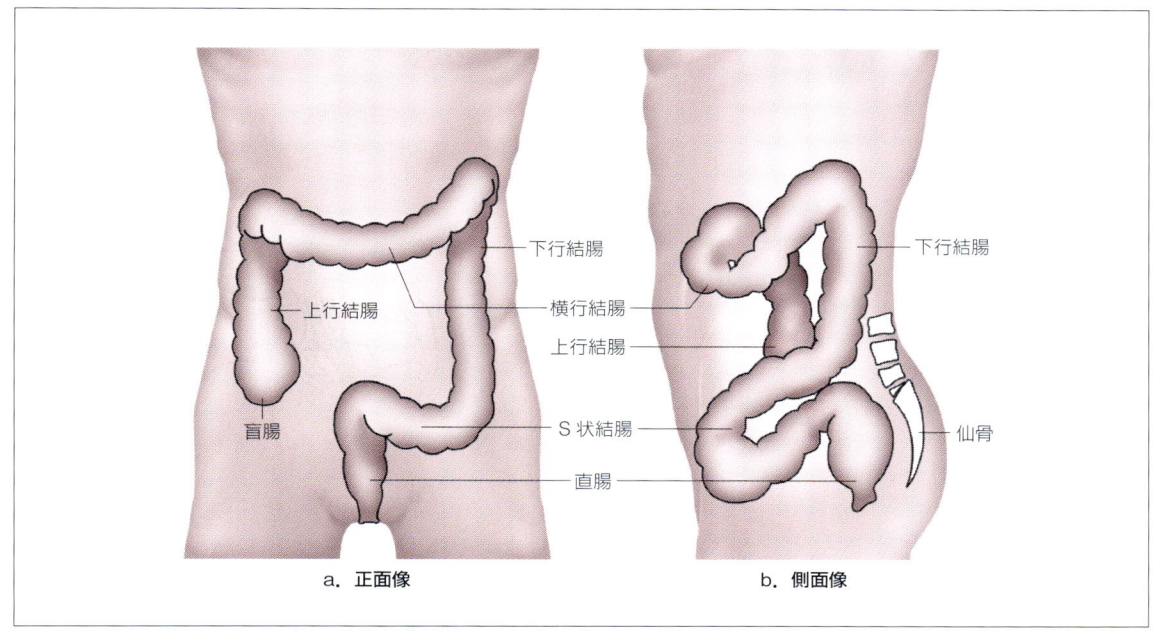

■図2-3 フィジカルアセスメントに必要な大腸・直腸の立体解剖の理解
腹部のフィジカルアセスメントや腹部マッサージを行う場合には，大腸・直腸の立体解剖を理解しておくことが重要である。a.の正面像をb.のように立体的に理解していれば，本文で触れた下行結腸での深い触診の意味や背面からの温罨法の有効性が理解できる。

による一時的なものであると判断しました。便塊が触れているので，フィジカルアセスメントにひき続き排便・排ガスのケアである腹部のマッサージを行います。便塊をS状結腸から直腸方向へ送り出し，腸蠕動を改善して腸内に溜まったガスを移動させるような腹部マッサージです。

フィジカルアセスメントの結果をケアにつなげる

■腹部マッサージを行い排便を促す

　上記のようなアセスメント結果をBさんに説明し，腹部マッサージに移ります。左手第一指をBさんの左腸骨にかけ，他の4指で左臀部全体をしっかりと把持するようにします。自分の体と左臀部が遠いと把持しにくいので，Bさんにはベッドの右端に移動してもらい，自分の体勢も整えます。この時，腹部に圧を加えるため，患者さんには両膝を立ててもらうのを忘れないようにします。それでも腹圧が高く，腹壁の緊張が取れないような場合は，Bさんがリラックスできるような声かけを行うとともに，口呼吸を促して緊満を解きます。

▶マッサージは便塊の周囲から腸の走行をイメージしながら行う

　便塊がもっとも硬く触れる部分の直上にいきなり圧をかけると，患者が痛みを感じる場合があるため，便塊の周囲から徐々に圧をかけます。この時，右手で圧するだけでなく，左腸骨にかけた左手全体と右手2-4指とをタイミングよく合わ

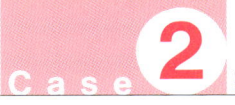

せるようにして便やガスを誘導します。Bさんの表情を確認し，痛みの有無に常に留意しながら，ゆっくり行います。やわらかくなってきたところで便塊自体を少しずつほぐしていくようなイメージでマッサージを続けます。頭の中で腸の走行を思い出し，直腸に向けて送り出すイメージです。最初に触れていた便塊を感じなくなったら便塊は動いたと考えられます。次に「の」の字マッサージをして，腸内に貯留していたガスの流れも良くします。

「かなりの力でお腹を押していますが，痛くはないでしょうか？」とたずねると，Bさんは，「グイグイと押されている感じはするが，痛くはないよ」と答えます。目を閉じて，むしろ気持ちよさそうな表情です。1分もしないうちに便塊が触知できなくなりました。

「先ほどの固いものがなくなりましたね」と声をかけて，Bさんご自身にも触って確認してもらうと，「あぁ，そうだねぇ，なくなったねぇ」とBさんにも自覚できたようです。この感覚を覚えてもらうことで，のちのち便秘対策や便秘予防のためのセルフケアの指導につなげていけそうです。その際には，ナースの触診やマッサージの手の使い方をBさんにも覚えてもらうことになります。

やがて「の」の字マッサージをしていると，「グルグルグル……」と腸の蠕動音が部屋に響きました。Bさんは，「おっ，腹がなった」と驚きの声をあげました。少し恥ずかしそうな表情に見えたので，「よかったですね，おなかが元気に動きましたね」と声をかけました。実際にマッサージに要した時間はほんの2分程度でしたが，腹部全体が柔らかくなったと感じたところで，マッサージを終えました。

■腹部マッサージの効果を評価する

マッサージが終わったら，腹部全体をまんべんなく打診します。マッサージ前の状況と比較しながら腸蠕動の音を聞き，その前後の変化についてアセスメントを行い，記録もしておきます。

鼓音は，音が低く変化しました。濁音部位は消失し全体的に低い鼓音となりました。このことから，便塊が動き，腸内のガスも流通したと判断します。

Bさんに，「便の塊が動きました。腸がよく動き，ガスも流れたようなので，きっとそのうちお通じがあるんじゃないかと思いますよ。それから，ずっと寝たままでいると腸の動きが悪くなるんです。便秘を改善するためにも少し体を動かしたり，歩いたりした方がいいですよ。人工レンズはずれたりしませんから，安心して動いてください。実は，体を起こしたり歩いたりするといった普通のことが，便秘予防にもとても効果的なんです」と，この機会に，便秘と早期離床の関係について説明し，Bさん自身の自発的な行動変容を促してみました。

今後のケア

Bさんは，退院後も，今の認識のままでは，加齢による活動量の低下や腹圧の

低下もあって，常習性の弛緩性便秘になる可能性も考えられます。また，Bさんは高血圧があり，脳梗塞の既往もあるので，血圧を上昇させないように努責を避けるよう説明することも必要です。以上のことを考え合わせると，便秘という点からだけでなくとも，生活の中に定期的に無理のない運動を取り入れるなど，生活行動の変容を促す必要もありそうですね。

排便に限っていえば，今回の腹部マッサージで排便がないようであれば，次は温罨法を加えて，マッサージをしてみようと思います。十分な飲水を促すために，Bさんのベッド周りも見直す必要があります。床頭台は手が届く位置にして，自分で水分が自由に摂れるようにしました。また，Bさんに配茶回数を増やすことを提案したところ，水分なら何でもよいのであれば自分の好きなものを飲みたいということで，妻に購入してきてもらうように頼むので大丈夫だよと言われました。

午後に訪室すると，Bさんから「あの後ねぇ，すぐに便が出ましたよ。言われたように少し歩いてみたらねぇ。すっきりしたー。なんか，食欲がでてね，昼ご飯がおいしかったです」と晴れやかな表情でした。

▶ 今後，セルフケアで便秘にならないような日常生活上の注意を指導

これを絶好の機会と捉え，排便後の肛門痛，排泄量，性状を確認したあと，セルフケア指導の口火を切ることにしました。「マッサージは，Bさん自身でもできるので，今度練習しませんか。運動不足になると腸の動きも悪くなり便秘になりやすいんです。大便の時にいきむと血圧が上がり，脳梗塞の危険があります。Bさんの場合，便秘にならないよう気をつけないといけないんです。よかったら，便秘対策と便秘予防について，今度時間をとって説明させていただけませんか」と声をかけると「ああ，ぜひ，お願いします」という言葉が返ってきました。Bさんの病状や退院後の生活にあわせたパンフレットなども作成した上で，後日あらためて，運動不足と腸蠕動の低下の関係，便秘を予防する生活習慣，起床時に飲水し胃結腸刺激を起こす方法を説明することにしました。

この事例を通して伝えたいこと

便秘には大きく分けて習慣性（直腸性）便秘，弛緩性便秘，痙攣性便秘の3種類があり，ていねいな自覚症状などの聴き取りや聴診，打診，触診によってその識別が可能となります（図2-3）。それぞれ，原因も対処法も違いますので，よく理解しておいてください。Bさんのように入院という環境の変化から起きる弛緩性便秘であっても，早めに対処しないと，食欲が減少したり，患者さんの便秘への執着が他の問題に発展することがあります。また，なかなか排便のことを口に出せない患者さんもいます。だからこそ，今までの排便パターンに戻るようにマッサージやセルフケア教育を行います。

腹部の状態，便の状態をアセスメントし，マッサージ後にも自分のケアを評価する習慣をもつと，徐々に腹部マッサージの実践や患者指導にも，ナースとして

Case 2 弛緩性便秘に悩む白内障患者のフィジカルアセスメント

便秘の種類（機能性の便秘）	習慣性（直腸性）便秘	弛緩性便秘	痙攣性便秘
原因など	度重なる便意の抑制，下剤や浣腸の誤用，乱用。（機能性便秘の大部分を占め，女性に多い。） 直腸の感受性が低下し，糞便が送られても直腸が収縮しにくく，便意が起こりにくい。	大腸の緊張低下・運動の鈍化。（腸内容物の通過が遅れ，水分を余計に吸収。） 腹筋力の衰え。（排便時に腹圧がかけにくい）（老人や無力体質者・長期療養者・出産後の女性に多い。）	ストレスや自律神経のアンバランス，特に副交感神経の過緊張による。（しばしば下痢と交互に起こる。） 結腸に痙攣が起こり，そこが狭くなって，便の通過が妨げられ，直腸に入るのに時間がかかる。
改善法	●朝食を十分とる。 ●朝に，トイレタイムの時間的ゆとりを持つよう心掛ける。 （忙しさに紛れて便意をこらえないこと）	●繊維の多い食物をとる。 ●適度な運動をする。	●精神面での余裕。 　（ゆとりをもった生活） ●香辛料・刺激の強い食物は避ける。 （痙攣性便秘でも現在は繊維の多い食物を取らせる）

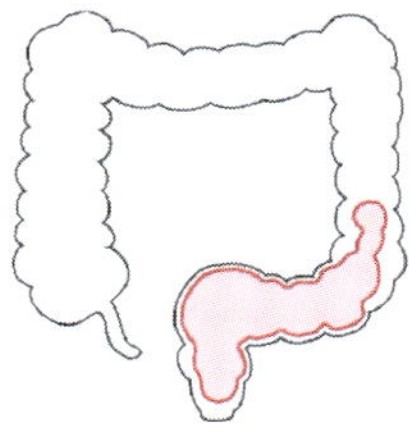

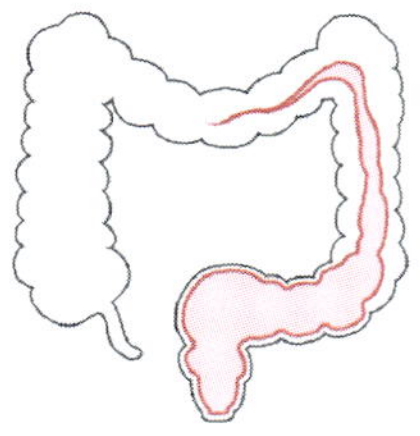

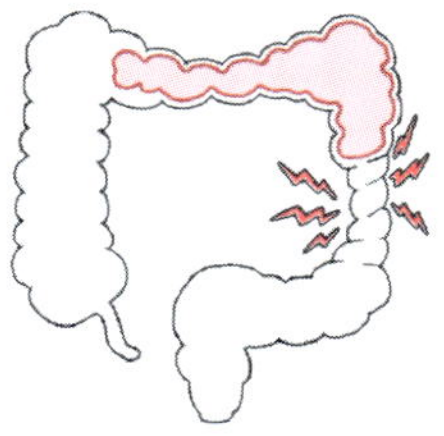

（堺　章：「新訂　目でみるからだのメカニズム」を一部改変）

■図2-4　便秘のタイプと原因・対策

自信が持てるようになります。

　一般に，腹部疾患や腹水のたまるような重篤な患者でない限り，入院中の便秘はナースや医師の側からすればあまり大きな医学的問題とは考えにくく，軽視されがちです。しかし，便秘は本人にとっては，とても重要な問題です。実際に排便があると，「ご飯がおいしい」「楽になった」など，どの患者さんも大きな喜びを伝えてくれます。

　便塊は，ほんの2〜3分のマッサージだけで触れなくなることも少なくありません。つまり，それほど時間のかかるケアではないのです。にもかかわらず，このケアを行うと患者さんはとてもそのナースのことを信頼し，排便以外のことにも，ナースの言葉に意欲的に耳を傾けてくれるようになります。自分の体のことに興味をもってくれるようにもなるのです。

▶ 排便の援助がナースへの信頼につながることも多い。患者に触れる時間を大切に

　忙しい毎日だからこそ，わずかな時間を腹部のていねいなフィジカルアセスメントと便秘のケアに割くことで，最終的にはお互いにとって効率の良いケアとなります。患者さんに触れるこの数分は，"看護をしている"と十分に実感させてもらえる充実した時間になるはずです。

Case 3
急な発熱を来した高齢者のフィジカルアセスメント

　予備力が低い高齢者はしばしば発熱を来します。発熱の原因はいろいろあり，たとえば，肺炎，尿路感染，カテーテル感染，脱水などが考えられます。中には敗血症を引きおこし，重篤化するものもあり，できるだけはやく原因を明らかにして適切な治療が開始できるように援助をする必要があります。

　発熱を来した高齢者の苦痛を最小限にするためには，体温を単にモニタリングするだけでなく，その原因や帰結を十分念頭においた多角的なフィジカルアセスメントの技術を活用することが重要です。

　ここでは日常のケアを行いつつ，高齢者の発熱の原因を特定し，それに対処していくナースならではのプロセスを紹介します。

Case 3 急な発熱を来した高齢者のフィジカルアセスメント

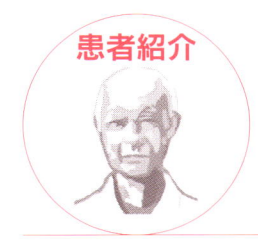

患者紹介

肺炎で緊急入院の脳梗塞で寝たきりの患者

Cさんは82歳の男性で、3年前に脳梗塞にかかってから寝たきりです。右片麻痺があり、ADLに関しては、顔拭き用のタオルを手渡せば自分で顔を拭くことはできますが、そのほかのことは全介助です。発語はできませんが、問いかけにはうなずいて意思表示はできる状態で、ある程度の指示動作は可能であり、オムツ交換のときには自力で腰を上げることができます。意識レベルの指標であるジャパン・コーマ・スケール（Japan Coma Scale：JCS）で言えば、I-1〜2に該当します。

▶ JCSは意識状態を示す最も簡便な指標。他の医療職との意思疎通の上でも普段から慣れておくことが重要

Cさんは2週間前に介護老人保健施設で肺炎をおこし、救急車で当院に運ばれてきました。抗生剤投与後、肺炎症状が軽快したので、近々退院となる予定です。

現在、胃ろうから約1200 kcal/日の栄養が注入され、胃ろう注入前後の水分量を含めると、約1800 mLの水分が摂取できています。栄養状態の指標である総蛋白TP値（基準値6.5〜8.0 g/dL）は6.6 g/dL、アルブミンAlb値（基準値4.0〜5.0 g/dL）は3.3 g/dLです。総蛋白値は基準値の範囲内でしたが、アルブミン値は低めの状態です。既往歴には、前立腺肥大と高血圧症があり、降圧剤を服用しながら、現在の血圧は130/70 mmHg程度にコントロールできています。

▶ 血清Albの低値は栄養不良と免疫能低下を示すもので、患者は感染をおこしやすいことを示している

介入の場面

朝一番でオムツを換えようと訪室すると、Cさんがぶるぶると震えています。急いで額に手をあてるとすでに発熱しており、熱を測ると38.3℃ありました。普段なら名前を呼ぶとすぐに目を開けるCさんですが、痛み刺激を加えながら大声で「Cさん」と呼ぶと、ようやく開眼しました。JCSでいえばII-30の状態です。

▶ 悪寒戦慄は急激に発熱したときにおこるもの。何らかの感染症を示唆する

激しく震えているCさんの掛け毛布の下に電気毛布を追加し、「いま電気毛布を入れました。じきに温まりますからね」と伝え、毛布の襟元から体の周囲全体をしっかりと手で押さえ、保温が十分にできるようにしました。そして、バイタルサインを測定し、瞳孔反射をみました。瞳孔反射は左右共に直接反射・間接反射があり、瞳孔の大きさ、縮瞳のスピードに左右差はありませんでした。

▶ 瞳孔反射を確認する際には、直接対光反射だけでなく間接対光反射も観察する

血圧は156/88 mmHg、脈拍は102回/分、経皮的動脈血酸素飽和度SpO_2は96％、呼吸回数は24回/分で、リズムがやや不規則のように感じられます。また、悪寒戦慄が著明で、皮膚はどちらかというと乾いた感じで筋緊張が強く感じられました。

急いで医師に連絡をし、Cさんに急な発熱が認められ悪寒戦慄があることを伝えました。それと同時に、意識レベル、バイタルサインを報告したところ「10分

■表3-1　ジャパン・コーマ・スケール（JCS：Japan Coma Scale）

Ⅰ　刺激しないでも覚醒している状態

1点：だいたい意識清明だが，今ひとつはっきりしない
2点：見当識障害（自分がなぜここにいるのか，ここはどこなのか，といった状況が理解されていない状態）がある
3点：自分の名前，生年月日が言えない

Ⅱ　刺激すると覚醒するが刺激をやめると眠り込む状態

10点：普通の呼びかけで容易に開眼する
20点：大きな声または体をゆさぶることにより開眼する
30点：痛み刺激を加えつつ呼びかけを繰り返すと，かろうじて開眼する

Ⅲ　刺激をしても覚醒しない状態

100点：痛み刺激に対し，払いのけるような動作をする
200点：痛み刺激で少し手足を動かしたり，顔をしかめる
300点：痛み刺激に反応しない

開眼状態で評価しにくい場合の評価基準
R　restlessness：不穏状態（気分や動作に落ち着きがない状態）
I　incontinence：失禁
A　akinetic mutism：無動性無言症（無動・無言で意思疎通がとれないが，覚醒・睡眠のリズムがあり，開眼しているときは眼球が物を追って動いたり，物を見つめたりする状態）
　　apallic state：失外套状態（覚醒・睡眠のリズムをある程度残し，自発的な開眼が見られるが，無動，無言で意思疎通がとれない状態）
開眼状態による評価に当てはめにくいとき，開眼状態の点数に「開眼状態で評価しにくい場合の評価基準」を付け加えて，「100−R」のように表す。

程で様子を見にベッドサイドに行くので，検体採取（採血，血培，尿培，尿検査，痰培）と持続点滴留置の準備をしていてほしい」と返事がありました。

　準備をしてCさんの所へ帰ると震えが治まっていたので，「Cさん大丈夫ですか？」と声をかけました。しかし，ほとんど反応はありません。もう一度体温を測ると39.1℃とさらに上昇しており，また戦慄の収まりからしても体温は上がりきったと推測されたため，電気毛布を外しました。

フィジカルアセスメントの実際・結果

　まず発熱の原因を検討します。状況からして可能性として高いのは，呼吸器感染症と胃ろうチューブの挿入部位からの感染です。そこで，この2点を確認するためのフィジカルアセスメントを行います。

実施すべきフィジカルアセスメント

① 肺炎の有無を確認するための観察と聴診
② カテーテル感染を確認するための観察

■発熱の原因を検索する

　発熱の原因は肺炎の再燃の可能性もあると考え（表3-2），呼吸音を聴診してみ

■表3-2　高齢者の発熱時に観察・確認すべき事項

1）肺炎
- 自覚症状の観察（呼吸困難感，息切れ，咳，痰，胸痛など）
- 呼吸状態の観察（呼吸数と深さの異常，リズム異常，努力呼吸の有無）
- 皮膚や口唇の状態（チアノーゼや毛細血管再充満速度の観察）
- 呼吸音の聴診（副雑音の種類や聴診部位）

など

2）カテーテル感染
- 自覚症状の観察（痛み，違和感など）
- 刺入部の観察（発赤・腫脹）

など

3）脱水
- 自覚症状の観察（口渇の有無）
- 飲水量，排尿の観察（量，回数）
- 口唇・口腔粘膜の視診
- 皮膚の状態の視診・触診
- 仰臥位での頸静脈の視診

など

4）蜂窩織炎
- 自覚症状の観察（痛み，熱感など）
- 皮膚の観察（発赤・腫脹・紅斑）

など

> 可能性の高い原因を考えながらフィジカルアセスメントを行う
>
> 気道のどこかに狭窄や分泌物の貯留があると，呼吸の際の換気が阻害され，気道クリアランスが低下する

ましたが，肺野全体で清明な肺胞呼吸音が聴取されました。また，気道クリアランスを確認するために気道から気道分岐部の周囲にかけても聴診しましたが，狭窄音や痰の貯留音は聞かれませんでした。よって，肺炎の再燃とは考えにくいと思われます。

続いて，胃ろうチューブの刺入部の感染を疑って確認をしましたが，チューブ挿入部の周囲に発赤・腫脹はとくに認められず，ここからの感染を疑う所見もありませんでした。

次に，尿路感染を疑ってオムツを開けてみました。

オムツを開けると，かなり強い臭気があり，陰茎を包んでいたオムツには黄茶色のどろっとした分泌物が少量付着していました。これらのことから，今回の発熱の原因は，尿路感染が最も疑われます。また，昨夜から一度もオムツ交換をしていないにもかかわらず，オムツには尿がほとんど流出した様子がないことも気になりました。Cさんにはもともと前立腺肥大があるので，尿閉をおこしている可能性もすてきれません。

■尿路感染と尿閉の徴候を調べる

尿路感染の徴候の有無をより詳しく調べるために，陰茎・陰嚢の視診・触診をし，外尿道口からの分泌物を確認しました。その結果，亀頭部を軽く圧迫して外尿道口を開くと，ドロっとした黄色の分泌物が新たに出てきました。陰部に皮膚病変や発赤はなく，やはり尿路感染による発熱の可能性が濃厚です。尿閉の徴候

の有無を確かめるためには，残尿の有無を調べるために腹部の視診・打診・触診を行いました。この時，実施すべきフィジカルアセスメントの内容は，以下の通りです。

実施すべきフィジカルアセスメント

① 陰茎・陰嚢の視診・触診
② 外尿道口の状態と分泌物の性状
③ 外性器周囲の皮膚病変の有無
④ 残尿確認のための下腹部の視診・打診・触診
⑤ 尿の性状・量

結果

Cさんの腹部は全体に船形にくぼんでいますが，恥骨よりわずかに上部付近がやや隆起しており，尿がかなり溜まっていると推察されました。そこで比較のために腹部全体の打診をすると，他の部分はやや響きの悪い低めの鼓音でしたが，恥骨上にある隆起部位だけは濁音化しており，やはり残尿がある疑いが強まりました。そのため，医師による最終判断を予想して，陰部洗浄と尿道カテーテル留置の準備をしました。

> 腹部の打・聴診で残尿を疑う所見。導尿を検討

■医師の診察

医師が到着し，Cさんの発熱についての詳しい状態とともに尿道口の分泌物，下腹部の観察結果を報告し，尿路感染と尿閉をおこしているかもしれないというナースとしての私の判断を伝えました。

診察の結果，やはり尿路感染であろうということで，検体採取(採血，血培，尿培，尿検査)，持続点滴留置，抗生剤の点滴開始，尿道カテーテル挿入，解熱剤投与(ボルタレン坐薬)を行うこととなりました。

■陰部洗浄を行い尿道カテーテル挿入の介助をする

採血採取をしてから持続点滴を留置し，陰部洗浄を行い，尿道カテーテル挿入の介助をします。そして，尿の検体を採取し，その後抗生剤の投与が開始されました。

まず一度，陰部を清潔にしたうえで，尿道カテーテルを挿入する必要があります。陰部洗浄をていねいに行い，尿道口を少し絞るようにして分泌物を出し切ったところで，医師によって尿道カテーテルが挿入されました。

Cさんは自分から言葉を発して苦痛を訴えることができないため，カテーテル挿入中はつねにCさんの表情を観察し，できるだけ苦痛のないようにすばやく挿入が完了できるように援助しました。「痛くないですか。ごめんなさいね。もう少

しで終わりますからね」と声をかけながら見守りましたが，カテーテル挿入時，Cさんは眉間にしわを寄せ，左上肢を少し動かしました。その後，ボルタレン坐薬を挿肛して，処置は終了しました。

挿入したカテーテルからは，はじめに膿と血液の混じった黄赤色のドロリとした濃密な分泌物が少しだけ流出し，それに引き続いて褐色でやや混濁した尿がいっきに約500 mLも流出しました。最後の方は，混濁した尿の中に白い顆粒状のものが混じっているのも観察されました。

流出後に下腹部を視診すると，恥骨上部付近の隆起はなくなっており，打診でも，濁音でなく鼓音が聞かれました。

血圧を下げる副作用のあるボルタレン坐薬が投与されたことから，今のバイタルサインを測定しておく必要があると考えました。結果は，血圧148/88 mmHg，脈拍数は96回/分で，脈の緊張は良好でした。30分後にボルタレン坐薬の血中濃度が高くなるので，そのときにバイタルサインなどの全身状態を確認するため再度訪室することとし，Cさんに声をかけ部屋を出ました。

▶ ボルタレン坐薬の副作用チェックは血中濃度を考慮して挿入30分後に

■発汗への対処を行う

30分後，再訪室してバイタルサインを確認しようとしたところ発熱のためにCさんはじっとりと発汗しています。そこで，発汗への対処も同時に行うことにしました。

「大丈夫ですか？」と声をかけると，Cさんは開眼しましたがすこしぼんやりしています。

血圧を測ると138/80 mmHgとやはりボルタレン坐薬投与前よりは下がってきていましたが，正常範囲内です。熱を測ってみると38.3℃とまだあまり顕著な低下とはいえず，今後さらなる発汗も予想されるものの，このまま汗を含んだ寝衣で経過を見守るよりも，ここですばやく清拭をして，いったん寝衣交換をすべきタイミングであると判断しました。

▶ 目的によって清拭の手順や使用物品も少しずつ変わる

ここでの清拭は，身体の清潔保持を重視することよりも，体温を奪われないように，さっと手早く汗をとり除き，皮膚を乾燥させることに重点を置きました。そのため，ウエットタオルの使用は腋窩やソケイ部だけにとどめ，他の部分は乾いたタオルで手早く拭きました。同時に，今後予想される解熱時の大量発汗に備えて胸と背中にタオルを入れ，新しい寝衣に一刻も早く袖を通していただくことを心がけました。また，口唇や口腔内の乾燥が強かったため，スポンジブラシでざっと口腔内を拭き，ガーゼで口唇を湿らせました。

▶ 解熱時の大量発汗への事前の準備

この時点で，当初見られた筋緊張はすでに解消していました。そのため，改めて四肢の脱力・麻痺を確認しましたが，左上下肢はよく動いており，四肢の脱力は見られず，新たな麻痺もありませんでした。

今後のケア

　　　　血液検査の結果，感染を裏付ける白血球とCRPが高値で，尿検査でも白血球反応が陽性でした。また，尿培の結果，大腸菌が検出されました。すぐに泌尿器科にコンサルトがなされ，その結果，Cさんは脳梗塞にともなう神経因性膀胱であることが判明しました。

　　神経因性膀胱であれば尿閉にもなりやすく，今回のような事態がまた再発することも予想されます。泌尿器の医師より間歇的導尿の指示が出たことから，Cさんの看護問題に「間歇的導尿，および神経因性膀胱によって尿閉になりやすいことに関連した感染のリスク状態」を追加し，尿量やその性状，下腹部の視診・打診・触診についてもケアプランの観察項目に入れて，しっかりとモニタリングしていくことにしました。

　　とくに本人は言葉による訴えを行うことができないので，ナースの観察が頼りとなります。

　　看護介入としては，陰部の清潔を確実に保つこと，点滴が入っているとはいえ尿量を十分に保つことが必須のケアとなってきます。水分摂取量がこのままでよいか尿量を見ながら検討が必要になります。

　　また同時に，感染予防のためには低栄養の改善も大切です。現在の1日1200kcalという栄養投与量が適切であるかどうかも含めて，院内の栄養サポートチーム（Nutrition Support Team：NST）にコンサルトすることの必要性について病棟カンファレンスに提案することにしました。

　　今後，Cさんは元の施設に戻る予定でもあり，以上のことについてはすべて確実に施設の医師やナースに申し送りをしたいと思います。

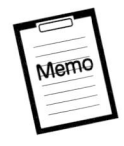

Memo　悪寒戦慄と熱の分利

　人の体温調整は大脳の視床下部，熱産生中枢と熱放散中枢で行われます。この両者は通常，産熱と放熱のバランスをとって，一定の体温が保たれるように働いています。しかし，感染などによってこのバランスが保たれるポイント（セットポイント）が上昇すると，中枢に流れてくる血液を冷たく感じ，熱産生を高めると同時に，熱の放散を防ぐように働きます。これが悪寒戦慄のメカニズムです。したがって，悪寒戦慄は，中枢のセットポイントと血液の温度が一致した時点で収束します。

　一方，感染源の細菌がもたらす発熱物質が少なくなってセットポイントが低下すると，中枢は逆に血液の温度を高いと感じ，急いで熱の放散を図るようになります。セットポイントの低下によってもたらされるこのターニングポイントを「熱の分利」と呼びますが，これが，発熱後の発汗のしくみです。したがって，発熱後に大量の汗をかくのは，発熱の原因となるものが既になくなった証拠，というわけです。

Case 3 急な発熱を来した高齢者のフィジカルアセスメント

この事例を通して伝えたいこと

　　　　　高齢者は尿路感染をおこしやすいため，ナースであれば皆，日頃から尿路感染を疑った観察を意識的に行っていると思います。しかし，Cさんのように神経因性膀胱による尿閉を併発しているケースはあまり予測していないのではないでしょうか。
　　　　　このケースでは，尿路感染を疑った観察をする際に，少し観察の範囲を広げて

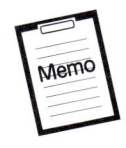

神経因性膀胱

　膀胱や尿道を支配している神経系の障害によっておこる排尿障害（頻尿・尿失禁・尿閉）や蓄尿障害を総称して神経因性膀胱といいます。膀胱が充満したという情報は，脊髄の求心性伝導路を介して脳幹と大脳に伝えられます。本来であれば，この情報を処理した大脳から，排尿筋の収縮や外尿道括約筋の弛緩を促す指令が発せられ，スムーズに排尿が行われます。しかし，本例のような脳梗塞の患者では，膀胱が充満したという情報が中枢に伝わらなかったり，中枢からの排尿の指令が末梢に適切に伝わらず，膀胱が充満しても排尿が行われない事態が生じることがあります。つまり排尿しようとしても思うように排尿できない状態です。これとは逆に尿意を感じて尿をがまんしようとしてもがまんできずに失禁してしまうという状態もおこります。脳梗塞による神経因性膀胱は，このように排尿しようとしても思うようにできない状態と，急に尿意を催してがまんできない状態の，一方または双方が混在して現れるのが特徴です。

　一般に脳出血や脳梗塞などの脳血管障害では，発症直後は膀胱が弛緩して排尿反射も消失しますが，回復するにつれて尿意はあって残尿なく排尿できるものの，少量の膀胱容量でも尿意を催す無抑制性神経因性膀胱という状態になります。

　排尿のメカニズムは非常に複雑ですが，その仕組みを十分理解しておくことは，質の高いケアには欠かせない知識といえるでしょう。

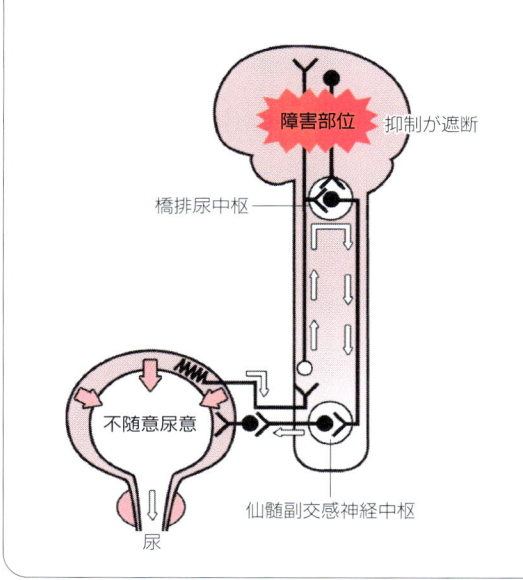

神経損傷部位	神経因性膀胱のタイプ	排尿筋・尿道括約筋機能
橋上部	無抑制膀胱	排尿反射亢進 排尿筋-尿道括約筋協調不全（−）
脳幹部・脊髄	反射型膀胱	排尿反射（＋） 排尿筋-尿道括約筋協調不全（＋）
脊髄円錐・馬尾・末梢神経	弛緩型膀胱	排尿反射（−） 排尿筋-尿道括約筋協調不全（−）

膀胱の中のことまでをイメージしながら，下腹部の視診・打診・触診を行ったことにより，尿閉という現象を見逃さず，把握することができました。そして，これがきっかけで神経因性膀胱による尿路感染という診断がつき，その後の治療やケアも適切なものに修正することができました。

また，今回は尿路感染による発熱でしたが，高齢者の場合，他にも発熱の原因として，肺炎や種々のカテーテル感染，脱水，ときには蜂窩織炎などの疾患なども考えられます。Cさんのように胃ろうを造設している患者であれば，胃ろうチューブからの感染も予測しておく必要があります。

▶ 高齢者の発熱の要因は複雑。常に現象の裏にある要因を念頭においたケアが大切

とくに高齢者の発熱にはさまざまな要因が複雑に関係しており，その要因によって治療やケアが全く違ってきます。いつも現象の裏にある要因（看護問題に対する関連因子）に着目しつつ，日常のケアを行わなければならないことを理解していただきたいと思います。

Case 4
脳梗塞後に経口摂取を開始する患者のフィジカルアセスメント

　　ここでは，緊急入院となった脳梗塞の患者さんが，発症後初めて経口摂取による食事を開始する場面に活かすナースのフィジカルアセスメントについて，朝の検温時や清拭時に行ったものと，その結果をもとに計画・実施した初回の経口摂取トライアルの場面のものに分けて解説します。

　　脳卒中は突然発症するのが特徴ですが，原因血管や病巣の部位と範囲，臨床病型などによって，症状に大きな違いがあります。軽症の場合は，大きな後遺症を残さず日常生活に戻れることもあるのですが，重症の場合は，運動麻痺や高次脳機能障害が残り，生命が危ぶまれる場合も少なくありません。

　　脳梗塞の急性期は，一般的に症状が不安定なため，最初は軽症のように見えても，その後の病状の進行具合や合併症の併発によって，急激な病状変化がおこる可能性も高いのです。ナースには，段階に応じた直接的ケアだけでなく，病状の変化の予兆を絶対に見逃さない覚悟と，頻回で辛抱強いモニタリングが求められます。

　　「1時間前のバイタルサイン測定時には大丈夫だったのだから，今もきっと大丈夫に違いない」といった思い込みは禁物。大きな状態の変化を伴うケアの前後ではその都度，意識レベルの低下や麻痺の進行がないかを確認することが必要です。この事例でも初回のトライアルに際しては，車椅子移乗前，車椅子への移乗時，食事再開直前・直後，食後の4つの場面に分けて，アセスメントの詳細を説明しています。

Case 4 脳梗塞後に経口摂取を開始する患者のフィジカルアセスメント

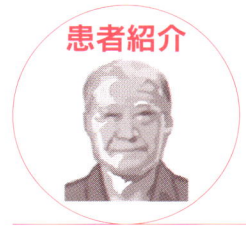

患者紹介

高血圧と糖尿病をもつ ラクナ梗塞の患者

　Dさんは，70歳の男性で妻と息子夫婦の4人暮らし。身長173 cm，体重80 kgとやや肥満の体型です。高血圧と糖尿病のために通院をしていました。

　ある日，朝方にトイレから戻ってこないのを不審に思った妻が見に行くと，Dさんが倒れていました。意識はボンヤリとしていましたが，呼びかけると「右手と右足が動かない」と返答があり，すぐに救急車を呼びました。搬送後，MRIで左の内包に梗塞像が見つかり，再梗塞の危険性が高いラクナ梗塞と診断されました。その後，内科的治療の結果，発症後2日目には車椅子移乗の許可が出ました。

　現在，左半身には問題がありませんが，利き手側である右半身に不全麻痺があります。また，軽い構音障害があり流暢に話ができません。しかし，Dさんの伝えたいと思う内容はだいたい聞き取ることができます。こちらが指示したことにも，麻痺に関係ない部分であれば十分に応じることもできます。

　現在はまだ尿道留置カテーテルが挿入されており，紙おむつを使用しています。また医学的な処置としては，持続点滴中で，脳保護剤であるエダラボン（ラジカット）と抗血栓剤であるオザグレルナトリウム（キサンボン）の点滴が行われています。

▶ 患者さんは左内包の小さな梗塞。梗塞巣が小さいので，初発発作の予後は良好。梗塞を繰り返し多発性になると，徐々にADLが低下してくるため再発させないケアが重要

介入の場面—〈1〉

　今日は発症3日目です。昨日は20分ほど車椅子に座りました。バイタルサインも安定しており意識レベルの低下もありません。車椅子に座れるようになったことで，本人や家族もちょっと安心した様子でした。

　経口摂取の準備のため，冷水3 ccを口腔底に注ぎ，嚥下をしてもらい，可能なら2回嚥下をしてもらうという「改訂水飲みテスト」を行いましたが，それも順調にクリア。医師の判断により，本日昼からいよいよ食事摂取が開始されることになりました。

　今日の課題は，誤嚥がなく疲労も少なく，Dさんが食事の再開を喜び，摂食への意欲やセルフケア行動へ前向きに取り組むきっかけになるような援助をすることです。

　朝の検温や清拭などの時間を有効に活用してフィジカルアセスメントを行い，Dさんの全身状態や病状を踏まえたうえで食事援助の方法を具体的に考えていきます。まずは朝の検温のためにDさんの部屋を訪れました。

朝の検温時のフィジカルアセスメント

食事援助の方法を具体的に考えるには，まずその基本となる現在のDさんの全身状態と脳卒中の病状を，正確にアセスメントしておく必要があります。観察のポイントは，以下のとおりです。

実施すべきフィジカルアセスメント

① バイタルサイン
② 全身状態
③ 意識レベル
④ 瞳孔所見
⑤ 摂食行動や食事援助の方法に関与する脳神経の機能
⑥ 口腔内の状態

■バイタルサインと全身状態を確認する

体温は36.8度，脈拍100回/分で緊張良好です。左右差もリズム不整もありません。呼吸数も18回/分，呼吸パターンも安定しており，SpO$_2$も99％です。

聴診の結果，肺野全体に清明な肺胞呼吸音が聴取され，無気肺や肺炎を疑う所見は認められませんでした。引き続いて気管および気管支周囲も聴診しましたが，痰の貯留音や狭窄音は聞かれず，気道の通気性は良好と判断されました。

血圧は180/88 mmHgでした。値が少し高めですが，脳梗塞の急性期では，脳の血流を一定に保つ機能に障害が生じていることが多く，血圧が下がり，いま以上に脳血流が低下すると，梗塞部位の拡大が懸念されます。それを防ぐため，血圧は少し高めに維持するのが一般的な管理の方法です。Dさんの場合も医師の指示どおり，高めにコントロールされ安定していました。

▶ 脳梗塞後は梗塞部位の拡大を防ぐため血圧をやや高めにコントロールされていることに注意

一方，脳梗塞の急性期は，体温上昇が脳の酸素消費量を増加させ，脳細胞の酸素不足が脳細胞へのダメージにつながることも少なくないのですが，その徴候も認められませんでした。

▶ 合併症による炎症所見も確認しておくこと

急性炎症反応の指標であるC反応性タンパク（CRP/基準値は0.6 mg/dL以下）も0.8と低値のままで，バイタルサインの値や聴診の結果から考えても，脳梗塞の急性期の合併症である肺炎や膀胱炎などの炎症所見は，いまのところ心配ないと判断されました。

■意識レベル・瞳孔所見・脳神経を評価する

続いて，食事介助の方法を決定するためにとても重要な意識レベル，瞳孔所見，脳神経の評価を行います。

とくに，第7脳神経である顔面神経，第9脳神経である舌咽神経，第10脳神経

Case 4 脳梗塞後に経口摂取を開始する患者のフィジカルアセスメント

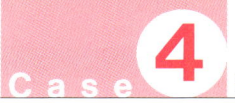

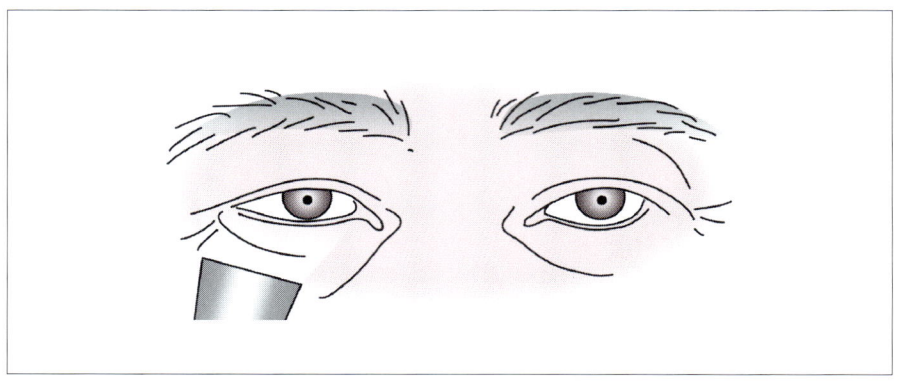

■図4-1　瞳孔の間接反射のみかた
正常な場合，片方の光刺激でも，もう一方の瞳孔も縮小する。

摂食・嚥下に関係する脳神経機能を評価する ▶

である迷走神経，第12脳神経である舌下神経は，食事摂取に直接関係する脳神経であるため，より入念に観察を行います。

　会話の内容には問題はなく，意識レベルはジャパン・コーマ・スケール（JCS）でⅠ-1でした。視線もきちんと合わせることができます。瞳孔不同はなく，左右とも3.0 mm，直接反射・間接反射ともに俊敏でした（図4-1）。

　次に，左右差に着目しながら顔面を観察すると，右の鼻唇溝消失と口角の下垂が軽度あり，顔面神経麻痺の症状があることがわかりました。しかし，口唇は上下きちんと閉じており，流涎はありません。口が開いた状態では，通常食物を嚥下することはできませんので注意が必要です。

カーテン徴候は舌咽神経・迷走神経機能障害を示す徴候 ▶

　続いて，「アー」と発声してもらい，口蓋垂の偏位・咽頭後壁の動きを観察したところ，カーテン徴候が軽度あることがわかりました。カーテン徴候とは，舌咽神経（第9脳神経）・迷走神経（第10脳神経）の機能を反映するもので，一側に麻痺があれば，口蓋垂は健側に引きよせられ，咽頭後壁も健側に引かれて，口蓋垂のカーブに左右差が生じるものです。Dさんの場合にも，口蓋垂は左側に引き寄せられ，咽頭後壁も右側（患側）のカーブが小さく，左右差が認められました（図4-2）。

舌下神経機能の異常は舌の挺出による左右対称を調べることで判明する ▶

　また，舌下神経の機能を調べるために舌を「べー」と思いきり出してもらいましたが，この検査でも舌が軽度右側へと偏位しており，やはり典型的な麻痺側への偏位という異常所見が観察されました（図4-2）。

結果

　食事を開始するにはJCSが1桁であることが原則ですが，Dさんはそれをクリアしています。また瞳孔所見からも梗塞の進行や再発を疑う徴候はなく，経口摂取を開始する時期として今日が適切であることが改めて確認されました。軽度顔面麻痺の症状はあるものの，きちんと口を閉じることはできています。注意して援助を行えば経口摂取は可能と判断できました。

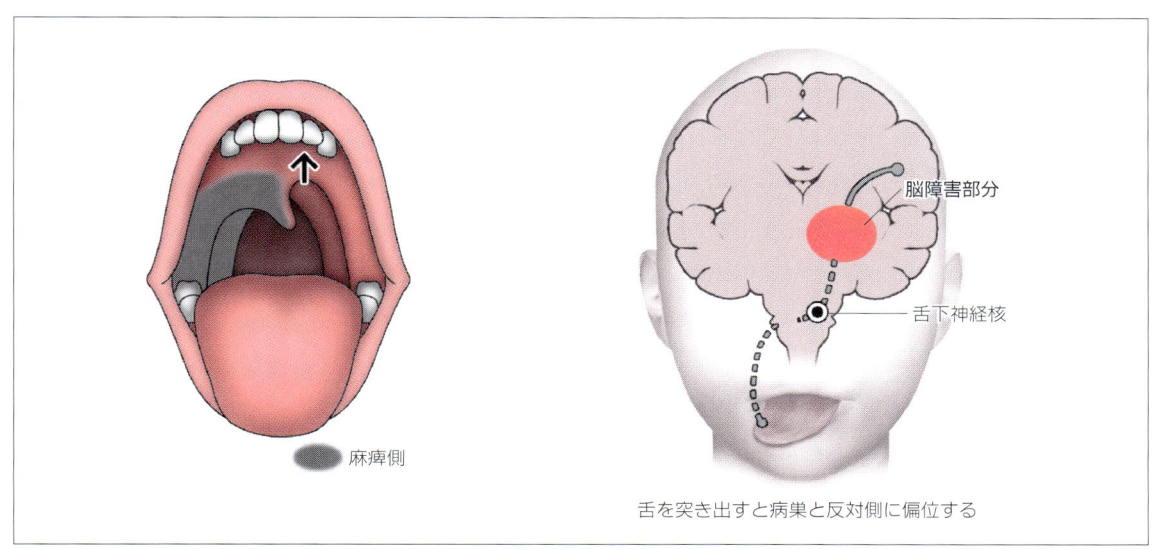

●図4-2　Dさんに認められる口蓋垂の偏位とカーテン徴候（左）・舌の偏位（右）
（右図は馬場元毅：絵でみる脳と神経　第3版，p.188を改変）

　しかしながら，現在のDさんの状態は，咀嚼した食事を口の中でまとめたり，喉に送り込む機能が低下しており，食事が咽頭を通過する時に誤嚥をしやすいということもわかりました。

■口腔内の状態を観察する

　口腔内の状態も食事介助の方法を決定する上で大切なポイントです。とくに，2〜3横指以上開口することができるかどうかや唾液分泌の状態，舌苔の有無や歯肉の状態，義歯の適合具合などの観察が重要となります。
　Dさんの口腔内は清潔で，歯肉の状態も良好でした。舌苔の付着もありません。口を大きく開けてもらいましたが，2横指以上開口することができ，唾液による湿潤も十分にあって，これらの所見は経口摂取開始に際してとてもよい徴候と考えられました。
　Dさんは上下とも部分義歯でしたが，発症後3日目とまだ早期であったため，歯肉がやせることもなく，義歯はうまく装着できました。義歯を装着すると，Dさんの表情はぐっと引き締まり，そのことを伝えるととてもうれしそうでした。

清拭時のフィジカルアセスメント

　患者への負担を考慮し，朝の検温時の観察だけでなく，衣服を脱いだ状態となる全身清拭の時間をうまく活用し，さらに食事援助法のヒントとなる情報を得ることにします。
　車椅子に移乗して食事をするのか，あるいはベッド上で食事をするかは，同じ

経口摂取開始であってもかなり違った体験となります。嚥下をできるだけ安全に行い，またおいしく食べてもらうためにも，ベッド上よりは車椅子に座って食べるのに越したことはありません。これを判断するために，この日のDさんの清拭は，午前中に行うことにしました。

この判断のために行うべきフィジカルアセスメントの項目は，以下のとおりです。

実施すべきフィジカルアセスメント
① 運動機能（運動麻痺・バレー徴候）
② 関節の状態（拘縮の有無・可動性）
③ 腹部の状態

■身体はどれだけ動くか，関節は固まっていないか

まず，患側の右上下肢の運動機能や関節の拘縮の有無を確認すると同時に，健側の左側の機能が低下していないかどうかを調べ，車椅子への移乗が可能かを判断します。

▶ 四肢の健側と患側の運動機能をバレー徴候の有無で確認してみる

Dさんはもともと右利きです。左半身には麻痺はありませんが，利き手側である右半身に不全麻痺があります。ゆっくりと離握手（手を握ったり開いたり）はできますが，指折りはうまくできません。右上肢にはバレー徴候が見られます。

▶ 着衣を脱ぐ時に関節の状態を他動的に確認する

Dさんの場合には，20秒ほどすると麻痺側がゆらゆら揺れ始め，30秒もすると右手だけが回内（小指のほうが先に下に落ちるように回転）しながら，次第に下降してくるという典型的な陽性徴候が見られました（図4-3）。

一方，入院時から下肢のバレー徴候も認められました。また，ズボンを脱ぐために臥位から右下肢を他動的に膝立てしたところ，その姿勢を維持することは難しく，右下肢はゆっくりと膝を外側にしながら，滑り落ちていく状態でした。しかし，四肢ともに自動運動は可能で，ズボンを下ろすために腰を上げてほしいと伝えると，左腰は上がりました。

また，ズボンを脱ぐ時に，股関節・膝関節・足関節の可動性をナースの手で他動的に確認しましたが，可動性に問題はなく，拘縮は認められませんでした。

以上の所見を総合すると，現在のDさんは，健側の支持力は確保できており，意識レベルと考え合わせて，食事のために安定した座位を保持することは可能と判断しました。そこで，車椅子へ移乗しての経口摂取を試みることとしました。

また，離握手が可能なので，スプーンを持つことはできますが，まだ握力が十分とは言えず，上肢のバレー徴候が顕著なことを考え合わせると，食事を口に運ぶ動作を安定して行うのは難しいと考えられました。

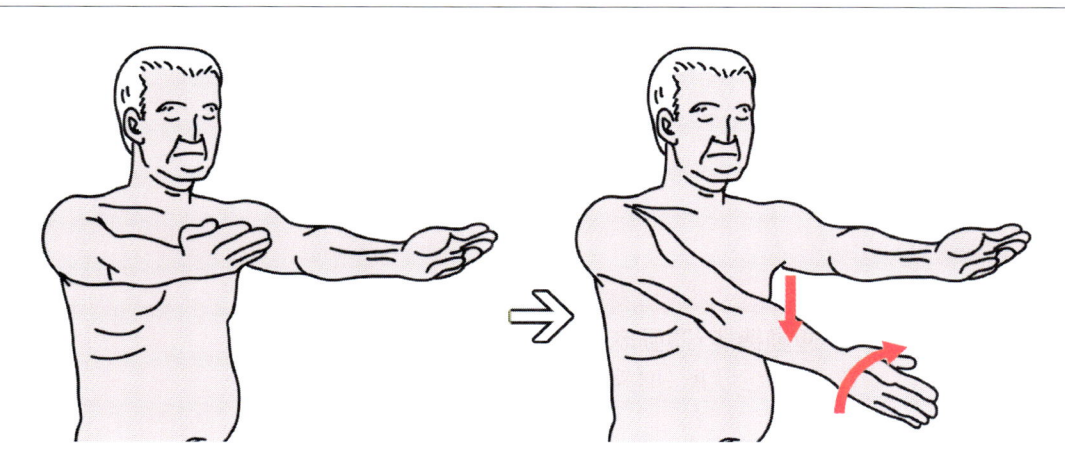

目を閉じ、両腕を手のひらを上にして前にのばしたまま保持するよう命ずる。錐体路障害があると回内筋のトーヌスが回外筋よりも強くなり、屈曲筋のトーヌスが伸筋よりも強くなるため麻痺側（本例では右側）の腕は回内し、次第に下降する。

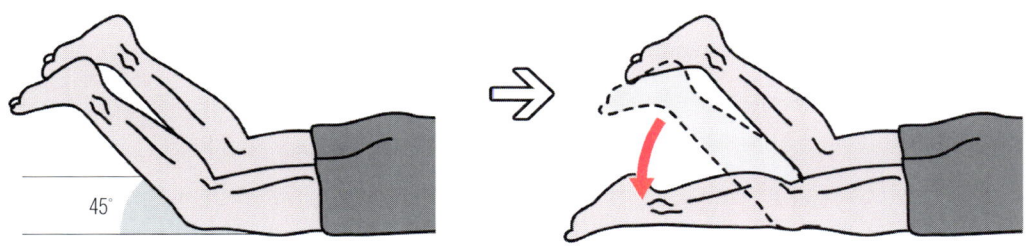

腹臥位で両側の下腿を床から45°位上げたまま保持するよう命ずる。錐体路障害があると伸筋のトーヌスが屈曲筋のトーヌスを上回るため、麻痺側（本例では右側）の下肢は自然に落下する。

■図4-3　上肢と下肢のバレー徴候のみかた

■消化管の働き具合を観察する

> 食事の再開前には消化管の機能を確認しておくことも大事。ともすれば嚥下機能確認に目を奪われて忘れがち

続いて、全身清拭と陰部清拭をする機会を逃さず、腸蠕動運動の状態を中心に腹部の状態をみます。ここでは主に、「消化管が食事を受け入れられる状態かどうか」を観察します。

視診と聴診では、腹部に膨隆や膨満はなく、腸蠕動音も15秒に1回程度のやわらかい音が聴取され、正常な蠕動運動が営まれていると判断できました。引き続き打診を行いましたが、腹部全体できれいな鼓音が聴かれ、便が溜まっているような濁音化領域は認められませんでした。腹壁の張りもまったくありません。

心窩部を圧しても限局性疼痛等の所見は見られず、胃潰瘍や十二指腸潰瘍の心配もなさそうです。Dさんに「今日からのお食事の再開に対して、お腹の中の状態は問題がないように思います」と伝えると、「それはよかった」とホッとされた

様子でした。

検温時と清拭時の観察で見えてきた今後のケア

　朝の検温時の観察と清拭時の観察によって，Dさんの初めての経口摂取への援助をどのようにしていったらいいのかが，徐々に形となって見えてきました。検温時の意識レベルはジャパンコーマスケール（JCS）でⅠ－1，経口摂取可能な条件を満たしています。脳神経の評価では，カーテン徴候と舌の挺出時の偏位を認めました。また，上肢，下肢ともにバレー徴候はありますが，入院後の麻痺の進行はなく，健側の支持力も確保できています。

　これらの観察の結果から考えて，お昼からはじまる経口摂取再開の際には，車椅子に移乗して座位で食事を摂ってもらえると判断しました。とはいえ，もちろん，誤嚥や疲労には十分に注意が必要です。医師もその判断に賛成してくれました。

　Dさんはナースが適切な援助を行えば，十分に車椅子に移乗して食事をすることができます。ただし，食事を口に運ぶ動作を安定して行っていくことは難しいので，最初の食事は，ナースが全面介助する必要があると判断されました。

　仰臥位から車椅子への移乗は一度試しているとはいえ，発症早期のこの時期には，車椅子への移乗といった軽微な運動でもそのつど循環動態が変化します。

　そのため，まず臥床状態で，意識状態やバイタルサイン，麻痺のレベルを確認し，次にベッド上で端座位になってもらったあと同じことを行い，その結果を比較する必要があります。また，麻痺のレベルの進行や，血圧低下，頻脈などの起立性低血圧を示唆する症状の出現も十分に確認し，循環動態を急激に変化させないようにゆっくりと車椅子への移乗を進めていく必要があります。ちょっとしたケアの合間にも麻痺の程度など，再梗塞の徴候をしっかりとモニタリングしていくことも大切です。

　一方，経口摂取再開においては，誤嚥のリスクについても注意が必要です。Dさんのように大脳半球の一側性病変の患者の場合には，嚥下障害は一過性で軽度のことが多く，注意しながら援助すれば，それほど誤嚥をおこすことはありません。しかし，いったん誤嚥性肺炎をおこすと，病状の回復遅延はもちろんのこと，離床スケジュールも著しく遅れ，本人や家族の気持ちを萎えさせてしまいます。そういった意味でも，初めて食事を開始する場面はもとより，経口摂取開始後は，継続して誤嚥に対する十分な注意を払う必要があります。

介入の場面―〈2〉

▶ フィジカルアセスメントの結果を正確に伝え，食事の方法を一緒に相談する

　午前中のアセスメントをふまえ，初回の経口摂取に挑戦する時間がきました。Dさんにお昼から食事が始まることを告げ，意欲や直前の準備状態を確認しなが

らその方法について具体的なことを相談します。

「Dさん，今日のお昼からいよいよお食事が始まりますね。これでひとつステップアップですね。よかったですね。私もとてもうれしいです。今朝，Dさんの体の状態を見せていただいたことから考えて，私はDさんが車椅子に座って食べることが十分にできるように思います。もちろん，医師も同じ判断です。車椅子に移動しての食事は少し面倒に思われるかもしれませんし，少し疲れるかもしれませんが，大丈夫そうですか」と話すと，「ベッドに寝たまま食べるよりは，車椅子に座って食べたほうが，食べた気もするだろうし，私もそのほうがありがたいかな。少し疲れるかもしれんけど，昨日も車椅子にしばらくは座っていられたし，それぐらいは大丈夫だと思うよ」と，前向きな返事。

「今日は初めてなので，私が一緒にお手伝いをします。1口ずつゆっくり始めますね。最初はうまく食べられないかもしれませんが，練習すれば毎日少しずつうまくなっていきますから，大丈夫ですよ」と話すと，Dさんは「おととい倒れたときは死ぬかと思ったけど，たった2日ぐらいでもう自分で食べることができるなんてすごいな」と言いました。

回復を喜ぶ言葉が出たところでタイミングを逃さず，朝の観察の結果も伝えます。

「今朝拝見した感じでは，口の中はきれいでしたし，唾液も十分に出ていましたので，食べ物をしっかり噛んだり，口の中で飲み込みやすい状態まで唾液と混ぜることは，十分にできる状態だと思います。ただ，舌の動きや喉の奥の動きには麻痺がまだ残っています。ですから，噛んだものを上手く口の中でまとめるとか，舌でそれを喉の奥にまで持っていくという，普段は無意識にしていたことが上手くできない可能性があります」

Dさんは神妙な顔で，「麻痺っていうのは手足だけじゃなく，口の中にも起こっているとは知らなかった」といいました。かわいそうな気持ちはしますが，Dさんの摂食に関するリハビリの必要性を考えると，ここはナースとして，フィジカルアセスメントの結果と，それによって考えられる好ましくない可能性も伝えなければなりません。

▶ 急いで食べると誤嚥や窒息の危険性があることを十分認識してもらう

「そういった状況ですので，いまの段階では，急いで食べようとするとむせたりして，食事が気管の方へ入ってしまうことがあります。気管は胃のほうではなく，酸素を取り込んで呼吸するための器官である肺の方につながっています。ですから，食べ物が間違って肺のほうに入ってしまうと，肺炎をおこすこともありますし，万一大きな固まりが一気に気管に詰まると，窒息の危険性もあります。そうなるとせっかくここまで回復してきたことが，また振り出しにもどってしまうこともあります。ですから，あせらずゆっくり食べるように気をつけながら食事の訓練を開始していきましょう。そのために，私たちもできる限りの援助をさせていただきます」と一気に説明をしました。やや早急に説明をしすぎたかなと少し心配しましたが，Dさんは話をじっと聞いいて，少し緊張した面持ちではありま

したが，「よくわかりました。じゃあ，今日はとても重要な第一歩というわけですね」といい，そのことの意味を嚙み締めるように何度もうなずいていました。

その様子を見ながら，経口摂取再開は喜ばしいことであることと同時に，誤嚥や窒息という危険性もはらんだ場面であることを，DさんはDさんなりに十分に理解してくれたという実感を持ちました。

車椅子移乗前に実施すべきフィジカルアセスメント

いよいよ経口摂取再開です。車椅子へ移乗を行います。Dさんはやや肥満で，また車椅子への移乗にまだ不慣れなことから，安全を考えて，今回の車椅子への移乗はナース2人で行うことにしました。移乗時には，以下の視点が重要な観察項目となります。

①から③は朝の場面と同様の項目です。④は，新しく追加すべき項目です。

実施すべきフィジカルアセスメント

① 意識レベル
② 瞳孔所見
③ バイタルサイン
④ 食事をするほうの手指の可動性や力の入り具合の状態

■意識レベル・瞳孔所見・バイタルサインの評価

まず，意識レベル，瞳孔所見，バイタルサインの評価を再度行います。朝実施した結果と比較しながら，経口摂取再開のための援助の直前には必ず，もう一度これらの点を確認してください。

結果

Dさんの意識レベルや会話の内容には，とくに問題は認められません。臥床状態での麻痺の状態や，瞳孔所見も朝の検温時と変化はなく，血圧は182/86 mmHgで，移乗に際して問題はないと判断しました。両上肢の橈骨動脈を触診すると，強さに左右差はなく，リズム不整もありませんでした。脈拍は1分間に86回と，バイタルサイン上も問題はありませんでした。

■食事をするほうの手指の可動性や力の入り具合の評価

上記と同時に，食事のために使用する利き手の状態も念入りに観察し，経口摂取再開時にはどのような援助が必要かを判断していきます。

私たちは，普段，他人に手をじっと見られるという経験はありません。そのため理由がわからないまま手の動きを観察されると違和感をおぼえる患者も少なく

ないはずです。

　そこでまず，「食事をどのような方法で摂ることができるかを確認するために，利き手のほうの手の力や動き具合を見させてくださいね」とDさんにその理由を説明してから，実際の観察を行います。とくに患側(Dさんの場合は利き手の右手)は末梢の循環不全がおこりやすいため，その点に十分留意しながら，浮腫やチアノーゼの有無を確認していきます。

結果

　Dさんの右上肢の末端には，軽度の浮腫が認められました。これではスプーンをうまく使うのはまだ難しそうです。

　観察の様子を心配そうに見ているDさんには，「麻痺のあるほうの手は血行が悪くなっていて腫れたりすることもよくあるのです。でも，リハビリをして自由

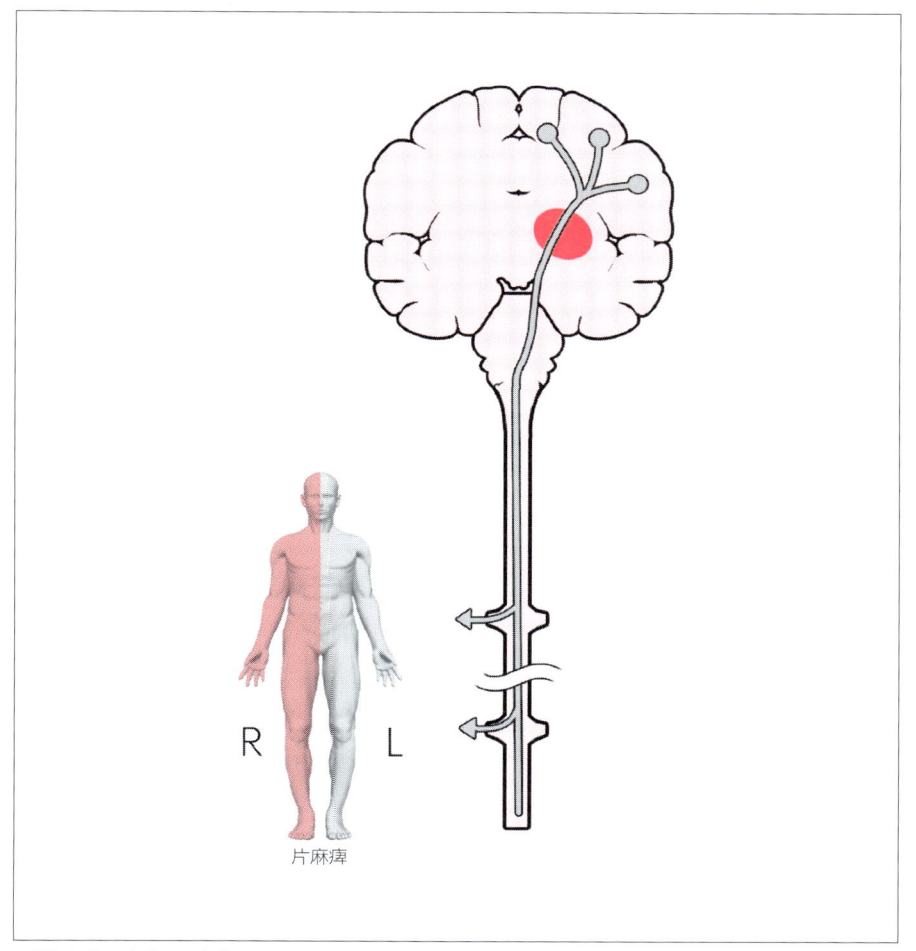

■図4-4　内包の障害による片麻痺
（馬場元毅：絵でみる脳と神経　第3版，p 119）

に動くようになってくると，その腫れも徐々に引いてきて，食事もぐんと摂りやすくなってくるのであまり心配しないでくださいね」と説明しました。Dさんは，「右手だし，もうちょっと動くようになってもらわないと困るよな」と少し元気のない様子。その様子をみて，経口摂取開始への援助とともに，手指のリハビリテーションを早急に開始すべきと直感しました。

そこで，急遽「お昼の食事が無事に済んだら，一人でもできる腕や指の運動もあるので，それを夕方に一緒にしてみませんか」と伝え，それも今日からの看護計画に追加し，他のナースにも引き継ぐことを決めました。

> アセスメントの結果から麻痺側の手指のリハビリテーションを看護計画に追加することとする

車椅子への移乗時に実施すべきフィジカルアセスメント

車椅子への移乗に際しては，まず臥位からベッド上で端座位になってもらいます。この時点ですでに循環動態が変化するため，起立性低血圧の症状には十分な注意が必要です。昨日が大丈夫だから今日も大丈夫とはかぎりません。

経口摂取再開のために車椅子へ移乗する際に実施すべきフィジカルアセスメントのポイントは以下のとおりです。思いのほか，たくさんのポイントがありますね。

実施すべきフィジカルアセスメント

① バイタルサインの変化
② 起立性低血圧の症状の有無
③ 再梗塞の徴候の有無
④ 健側の上肢と下肢の支持力
⑤ 座位バランス
⑥ 立位バランス
⑦ 移乗動作
⑧ 移乗後のバイタルサインの変化・起立性低血圧の症状の有無・再梗塞の徴候の有無の評価

■バイタルサインの変化・起立性低血圧の症状の有無・再梗塞の徴候の有無の評価

再梗塞の徴候には要注意です。意識状態やバイタルサイン，麻痺レベルの変化が認められた場合は再梗塞の可能性ありと判断し，食事再開のケアはいったん中止して，食事再開の援助自体を白紙に戻す必要が生じます。また，安静患者さんが急に体を動かしたときにおこる血圧低下や頻脈，冷や汗，吐気，気分不快などの起立性低血圧の症状の観察も非常に重要です。起立性低血圧がおこってしまった場合は，時間をおいて食事再開のケアを行うことになりますが，患者さんのた

めにもナースのためにも起立性低血圧をできればおこさずに進めたいところです。

まず，端座位をとるためにDさんの健側（左側）へと移動します。その際，尿道カテーテルなどのカテーテルや点滴ルート類などは，健側である左側に整理して移動させておきます。

次に，ベッドの中央にDさんの腰と臀部がきちっと納まっていることを確認し，上半身を少しずつギャッジアップしていきます。その間，起立性低血圧の症状がないかどうか，「気分は悪くないですか？　めまいはしませんか？」とDさんに何度か声をかけながら行います。

> 臥位から端座位に移る際の血圧変動には要注意。起立性低血圧の徴候を見逃さないこと

十分にギャッジアップしたところで，身体をベッドの健側（左側）に向け，足をベッドから垂らして端座位になってもらいます。

結果

端座位の状態では，脈拍は1分間に90回で頻脈の発現もなく，緊張も良好です。血圧の低下もなく，再梗塞の徴候や起立性低血圧の症状を疑わせる意識レベルの変化，麻痺レベルの変化，瞳孔所見などはもとより，循環動態の異常所見であるバイタルサインの著明な変動はみとめませんでした。

■健側の上肢と下肢の支持力・座位バランスの評価

そこで，Dさんに左手でベッド柵をしっかりと握ってもらい，健側の上肢の支持力の程度を確認しつつ，座位バランスが安定して取れるかどうかを判断します。また，立位をとる際の支点となる健側下肢の支持力も大事な観察ポイントです。

結果

ベッド上で端座位をとると，「車椅子にでも座るというのは，ベッドに横になっているよりやっぱりいいですね」と，Dさんはにっこり。

座位バランスもしっかり安定しており，健側上肢の支持力は立位をとるために十分と判断できました。

続いて端座位のまま，左側の足で床を踏みしめてもらいます。健側はしっかりした力で床を踏むことができました。このことから，左下肢を支点にして車椅子に移乗しても大丈夫と判断できました。

■立位バランス・移乗動作の評価

これらの所見をもとに，いよいよ車椅子へ移乗し，異常がなければ食事を始めたいと思います。

車椅子をベッドの左側・頭の方へ置き，ナース2人がかりで，Dさんを車椅子に移乗します。右下肢は十分には力が入りませんでしたが，健側の左下肢で，ある程度は体を支えることができました。このとき，左足を軸にして，背筋をでき

> 車椅子移乗時に立位でのバランスも確認しておく

るだけ伸ばし，きちんと立位になることを意識してもらいます。

結果

　ナースが少しの間手を離してみましたが，2〜3秒は自力で立位をとることができ，この時点での立位バランスはまずまずと判断されました。

　また，声をかけながらゆっくりと左足を軸に回転して，危なげなく車椅子に移乗することができました。

　「昨日よりは上手く移れるようになったな。看護師さん，もう次からは1人でも大丈夫やで」と，Dさんは得意そうでした。

■移乗後のバイタルサインの変化・起立性低血圧の症状の有無・再梗塞の徴候の有無の評価

　無事に移乗が終わりましたが，そのあとにもう一度，移乗後のバイタルサインの変化，起立性低血圧の症状の有無，再梗塞の徴候の有無の評価をすることを怠ってはいけません。

結果

　車椅子移乗ののちもDさんは，意識レベル，患側の麻痺の程度，瞳孔所見に変化はありませんでした。血圧も180/90 mmHgに維持されており，脈拍は1分間に90回で，不整なし，しっかりと力強く脈をうっていました。また，起立性低血圧の症状もなく，Dさんの場合は幸いにも，ベッドから車椅子への移乗による問題は出現しませんでした。

食事再開直前・食事中に実施するフィジカルアセスメント

　経口摂取を開始するということは，疾病からの回復過程において，とても喜ばしいことであると同時に，誤嚥や窒息という危険性もはらんだ場面です。このことはDさんなりに十分理解してくれていますが，実際の場面でDさんと一緒に再度確認していきます。安全に経口摂取ができ，できるだけ疲労が少ない状態で食事を終了するのが目標です。

　脳梗塞を発症した患者さんが初めて食事を開始する時に着目しなければならないのは，食事の姿勢，食事に集中できる環境かどうか，頸部や体幹の緊張の程度，実際の嚥下の状態の評価などです。介助するナース自身の技術が適切かどうかも重要です。したがって，観察のポイントも次のようになります。

> **実施すべきフィジカルアセスメント**
>
> ① 食事の姿勢
> ② 食事に集中できる環境（必要なら調整する）
> ③ 頸部や体幹の緊張の程度
> ④ 実際の嚥下の状態

　厳密に言えば，②はフィジカルアセスメントの技術とはいえないかもしれません。しかし，自力での経口摂取が難しい患者さんに対する摂食の援助を行う際には，食事をする環境を評価し，必要があれば環境調整を行うことがナースには求められます。また，介助する側であるナース自身の技術レベルを見極め，最新の原理・原則を知った上でDさんの状態にあわせて工夫することも必要になります。

▶食事介助の一般的なポイントをおさえる

　一般に食事介助をする際，ナースが患者さんの視線より上にいると顎が上がります。顎が上がると誤嚥のリスクが高くなるので，視線が同じ高さになるようにします。また患側に食事を入れると麻痺があるため，これも誤嚥のリスクを高めます。そこで食事は健側から入れるようにします。量はティースプーン1杯程度から始めましょう。顎をひいて頭部が後ろに傾かないように意識してもらいます。しっかりと口を閉じて嚥下を促し，嚥下のあとは食物残渣の有無を確認します。必要時は2回嚥下を行います。

▶誤嚥を防ぐためには小さな注意点の積み重ねが重要

　以上が食事を介助するナースの技術のポイントです。

■食事の姿勢・食事に集中できる環境・頸部や体幹の緊張の程度の評価

　食事の時に正しい姿勢をとることで，誤嚥のリスクは軽減します。誤嚥のリスクを最小限にするために，まず車椅子での座位の姿勢を整えます。車椅子に深く腰をかけ，頭部と体幹の軸が垂直になる姿勢にします。片麻痺があると患側に傾きやすいので，必要に応じてクッションなどで調節します。

▶車椅子での姿勢保持は誤嚥防止の基本。体幹がずれていると誤嚥リスクも高まる

　また腰が車椅子の前方にずれていると，体幹が斜めになり，自然に顎が上がります。その結果，麻痺がなくても生理的に嚥下が上手くできない状態になり，誤嚥のリスクが高くなります。食事中は顎を意識して引くようにします。両足もきちんと床につくようにします。

　Dさんは，カーテン徴候や舌を挺出した時に患側への偏位があり，嚥下機能は正常ではありません。誤嚥のリスクを最小限にするために，食事中は経口摂取に集中できるよう環境を整えることも必要です。例えば，テレビは消す，個室であれば一時的にドアを閉めて外部の音を遮断する，多床室であれば必要に応じてカーテンを引く，車椅子に移乗した後，一時的に場所を移動したりする，などです。

Case 4 脳梗塞後に経口摂取を開始する患者のフィジカルアセスメント

　頸部や体幹が緊張していると舌および口腔周囲筋群の動きを妨げ，誤嚥につながります。必要に応じて肩のマッサージや首の上下左右・回旋運動など頸部のリラクセーションを行います(食前でなくてよいので，口腔周囲筋群の運動も行うと効果的です)。

結果

　Ｄさんは左足を軸に回転して，危なげなく車椅子に移乗することができました。しかし，腰のかけ方がやや浅く，上半身が少し斜めになっています。

　「Ｄさん，もう少し深く腰をかけてもらったほうがいいですね。左手と左足を支えにして，もう少し腰を奥にひくことができますか」と声をかけました。ナースが車椅子が傾かないようきちんと抑えている状態で，Ｄさんは左手と左足を支えにしてしっかりと腰を後ろにひくことができました。

　「ひとつひとつ上手にできるようになってくるな」とＤさんはうれしそうです。

　後ろまでしっかり腰をかけて座ることで，自然と両足がきれいに床につく状態になります。頭部と体幹の軸が垂直であり，左右対称であることを確認しました。右に傾くことはなく，クッションなどは不要のようです。

> 姿勢を整えることも誤嚥防止のポイントの一つ

　「姿勢を整えるということは，むせたり，食事が気管の方へ入ったりすることを予防する１つの方法です。これから椅子に座った時は，今の姿勢になっているかどうか，意識して確認してみてくださいね。腰は深くかけること，両足がきちんと床についていること，体の中心が縦にまっすぐになっていることがポイントです」そして「この姿勢だと疲れますか？」とたずねたところ，返事は「しんどくはないよ。今まで食事をするのに，姿勢なんて気にしたことはなかった。食事ひとつにいろいろなことが関係するものなんだね。これからは食事の度に自分の姿勢を意識してみるよ」と，姿勢を整えることの大切さを理解してくれたようです。

> 食事に集中できる環境を整えることも誤嚥防止のポイントの一つ

　次にＤさんが食事に集中できる環境を整えます。Ｄさんのオーバーテーブルの上にあるテレビがついていました。テレビに気をとられていると，嚥下に集中できず，誤嚥のリスクが高まります。

　「食事に集中したほうがいいと思うので，テレビは消しましょう。よろしいですか」と確認すると，「はい，消してください。食事に集中しましょう」と笑顔で返事。

　多床室ですが，他の同室の患者さんは静かに食事をしています。Ｄさんは窓際のベッドだったので，車椅子で窓際へ移動し，明るい場所で食事をすることにしました。

　車椅子で窓際へ移動し，ストッパーをかけた後，首や肩はこっていないかたずね，両肩に触れてみました。首すじから肩にかけて筋肉が固くなっています。

　「かなり肩がこっていますね。少しマッサージをしましょう。首や肩の筋肉が固くなっていると，これも食事を飲み込むことに悪影響を与えるんですよ」と話しをしながら，しばらくマッサージをしました。

「そんなことまで考えたこともなかったよ。今までは何も考えずに普通に食事をしていたけど，食事ひとつとっても身体の多くのことが関係しているんだね。いろいろと新しいことがわかって，勉強になるな。マッサージも気持ちがいいし。今までは肩がこるなんてことなかったけど，寝てばっかりいることも関係しているのかな。ありがとう」とDさん自身が今回の病気によってもたらされた身体の変化を実感したようでした。

また念のため，初回である今日は吸引器が設置されていることも確認しました。

■実際の嚥下の状態についての評価

最初に行った脳神経系のフィジカルアセスメントのとおり，Dさんはカーテン徴候と舌の偏位があり，食事を咀嚼して嚥下するということをしっかり意識して食事をする必要のある段階にあります。また右手が握れるのでスプーンでの自力摂取も可能ですが，バレー徴候があり支持力がまだ不安定で，自分でスプーンをもって経口摂取をするのは難しい状態です。

以上の事前評価より，最初の昼の食事は，きちんと嚥下ができること，安全に経口摂取ができることを目標として，ナースが全面介助をすることにします。

食事をオーバーテーブルの上に置き，椅子を持ってきてDさんの正面に座りました。視線はだいたい同じ高さになっています。Dさんにアセスメントの結果を再度わかりやすい言葉で伝えます。

▶ アセスメントの結果を伝えて食事の仕方とその目的について具体的にイメージしてもらう

「Dさん，先ほども話したように，口の中はきれいでしたし，唾液も十分に出ていました。ですから，食べ物をしっかり噛んだり口の中で飲み込みやすい状態まで唾液と混ぜることは，十分にできる状態だと思います。ただ，舌の動きや喉の奥の動きには麻痺がまだ残っています。そのために，噛んだものを上手く口の中でまとめるとか，舌でそれを喉の奥にまで持っていくという，普段は無意識にしていたことが上手くできない可能性があります。ですから，急いで食べようとすると

▶ 具体的なイメージをもってもらうことによって摂食・嚥下訓練の成果も上がる

むせたり，食事が気管の方へ入ったりして，肺炎をおこす可能性が高くなります。あせらずゆっくり食べるようにしていきましょう。スプーンは握れるので，自分で食べたいでしょうが，今日はきちんと飲み込むことができることが大切なので，私のほうで介助させてもらいますね」

「わかりました。じゃあ今日は看護師さんに介助をお願いします。この年になって食べさせてもらうなんて，ちょっと照れくさいけれど，私も肺炎にはなりたくないし。ゆっくり落ち着いて，飲み込むことに集中します」との返事。今日のお昼はすまし汁のゼリーと重湯をゼリー状にしたものです。食事を見せて内容を説明すると，「食事はこういうものから始まるのですか」とちょっとびっくりした様子です。

▶ 食事を見せて内容を説明

「ゼリー状になったものは，噛んだり，舌でまとめたりということがあまり必要のない食べ物です。サラサラの水分よりもむせる可能性も少ない食べ物なんです

よ。舌や喉の動きに麻痺が残っている場合は，こういう形態のものから始めていきます。糖分が入っていないので，万が一気管に入っても肺炎をおこしにくいんです」と説明したところ，Dさんはうなずきながら聞いていました。

結果

姿勢を整えて顎をひく ▶
健側から食物を入れる ▶
嚥下の状態を確認した後に ▶
口腔内の食物残渣を確認

「では，食事を始めますね。麻痺のない左側に入れます。しっかり顎をひいて，意識して口を閉じて飲み込んでください」と声をかけ，ティースプーン1杯を健側の左側から入れました。Dさんの嚥下反射を確認したあと，「Dさん，口の中に食べ物が残っていないか確認します。口をあけてもらえますか」と声をかけました。Dさんが口をあけたところで，口腔内に食物残渣がないか確認します。すると口腔内に食物が少量残っていました。

「Dさん，少し食物が口の中に残っています。もう一度ゴクンと飲み込んでみてください」と声をかけました。Dさんは2度目の嚥下を行いました。2度目の嚥下後は，食物残渣はありませんでした。

「これぐらい1回できちんと飲み込めると思っていた。舌や喉の奥に麻痺があるっていうことがよくわかったよ。本当に意識して食べないと大変なことになるかもしれないんだね」と実際に嚥下をしたことで，ナースの説明内容を改めて実感したようでした。

2口目以降は1度の嚥下で大丈夫でした。

味覚も確認する ▶
食欲や満足感にも注意 ▶
食事にかかる時間や疲労度 ▶
にも注意

「味はわかる。でももう少しご飯らしいものが早く食べられるようになりたいな。ちょっと物足りないわ。でも焦ったら駄目なんだよね。気をつけないと」と言いながらも，うれしそうでした。初めての食事は15分程で終えることができました。

姿勢を整えること，焦らずに1口ずつきちんと嚥下することが次のステップにつながること，順調に経過すれば段階を追って食事の形態が普通の食事に近づいていくことをDさんに再度説明。Dさんは「そうですね。何事も順番，順番。1つずつ階段を上っていかないと駄目ですね。飛び越そうとするとまた大変なことになってしまう」とうなずいていました。

食後に実施するフィジカルアセスメント

Dさんは初めての食事を無事に終えることができました。食物を喉につまらせたり，むせたりすることはありませんでしたが，誤嚥性肺炎の症状が出現する可能性はまだ残っています。少量の食物が本人も気がつかないうちに気管の方へ入っている可能性があるからです。

また車椅子に座っている時間が長くなると循環動態に影響を与えることがあります。意識レベルの変化や患者さんの疲労にも注意します。

このような観点から、ここでは以下の点が重要な観察項目になります。

> **実施すべきフィジカルアセスメント**
>
> ① 意識レベル
> ② バイタルサイン
> ③ 呼吸音（気道クリアランス）

■意識レベル・バイタルサイン（血圧・脈拍）の評価

座位の時間が長くなると、循環動態が変化してくることがあります。脳梗塞の初期では、脳血流量が低下し意識レベルの低下や麻痺の進行が出現することがあります。このような症状は軽微なことも多いので注意が必要です。患者さんがぐったりした様子であれば必ずバイタルサインの測定を行い、瞳孔所見も確認して意識レベルを調べます。疲労によるものなのか、再梗塞の予兆なのかをバイタルサインを含めてアセスメントし、再梗塞を決して見逃さないようにすることが必要です。

▶ 疲労によるものか再梗塞の予兆か軽微な症状を見極める

ベッドに戻ったあとは、消化管の生理を考えて右側臥位になります。また嘔吐をした時には、誤嚥のリスクが最小限になるようにギャッジを30度ほどアップし休息します。必要に応じて食直後、あるいはしばらく休息をしたあとにバイタルサインを測定します。

結果

Dさんにとっては久しぶりの食事でした。今までの食事では意識したこともなかった食事の姿勢や嚥下についてナースといっしょに確認しながら食事をしたためか、緊張もあり、少し疲れたようでした。

「Dさん、食事は無事に終わりましたよ。初めての食事で緊張されたでしょう。お疲れ様でした。口の中をきれいにしてからベッドに戻ろうと思いますが、いかがですか」とたずねました。するとDさんは「たしかに緊張したのと、無事に終わってほっとしたことで、ずいぶん疲れた気がします。でも口の中はきれいにしておかないと虫歯になったら困るからね。お願いします」という返事。

▶ 誤嚥性肺炎の予防と歯科衛生のためにも食事介助のあとには必ず口腔ケアを行うことが大切

食事終了後は口腔ケアを行い、口腔内の清潔を保ちます。口腔ケアがきちんと行えていることで、誤嚥性肺炎のリスクは減少します。食事の最初のうちは大丈夫でも、疲れてくると食物が口腔内に残ってくることがあるため、初回の今日はナースが食物残渣の有無を確認しながら、口腔ケアを行います。Dさんの意識レベルは問題なく、口腔ケアに対しても協力的でした。

▶ 口腔ケアをしながら食物残渣の有無を確認する

「大丈夫、口の中に食べ物は残っていないですね。食べ物が残っていたり汚れたりしていると肺炎の原因になります。これからも1口ずつきちんと嚥下することを意識してくださいね。もう少し右手に力がついてくれば、自分でスプーンも持

てるし，歯磨きもできるようになりますよ」と説明をしました。

バイタルサインも変化はありません。ベッドに戻るときも麻痺の程度，健側の上下肢の支持力は車椅子に移動したときと変化はありませんでした。

食後の嘔吐と，万が一嘔吐をした場合に誤嚥のリスクが最小限になるように考え，ベッドに戻って30分はギャッジ30度アップで軽く右側臥位になって休息をとりました。

▶ 食後は万一の嘔吐に備えた体位に保つ

「Dさん，久しぶりの食事でお疲れになったでしょう。消化がいいように右側を下にして休んでくださいね。もしも気分が悪くなったら，ナースコールを押してください。万が一看護師が来るのが間に合わなくて，吐いてしまったときには気管の方へ入りにくいように，少しベッドを上げておきます」と説明し，ナースコールを手元に置きました。

「少し疲れたけど，気分が悪くなることはないような気がするな。でもここは看護師さんの言われる姿勢でしばらく寝ていますよ」と返事。

30分経過したところで訪室し，Dさんに声をかけました。意識レベルとバイタルサインの観察を行いましたが，変化はありませんでした。

■バイタルサイン・気道クリアランスの評価

▶ 食後は，とくに右肺の呼吸音を注意して聴取

誤嚥性肺炎をおこしていないかを確認するために，食事摂取後何時間後かには，前胸部・側胸部・背部の呼吸音を聴取します。また咳嗽の有無，発熱の有無も確認します。解剖学上，誤嚥したものは右気管支に入りやすいため，呼吸音の聴取は右肺を入念に聴診します。

結果

気管・気管支周囲に痰の貯留音は聞かれず，両肺野全体も清明な肺胞呼吸音が聴取されました。咳嗽もありません。誤嚥をしている可能性はみあたりませんでした。気道クリアランスは良好と判断できました。

「食事はうまく食べることができたようですね。肺炎になりそうな様子はみあたりませんよ」と声をかけると「ありがとう。ほっとしたわ。これからもしっかり食事をして元気にならないといけないですね。食事もひと仕事だけど，自分にとって大切なことだから，今日のことをしっかり復習してがんばっていきます」と返事がありました。

▶ 初回の経口摂取を無事クリアできたことを家族の人にも伝え，家族の安心感を得るとともに，本人へのさらなる励ましを得る

食事終了後，妻が面会に来ました。今日の食事摂取の状況と，今後の嚥下機能の回復程度によっては，今までのような普通のご飯ではなく，食事の形態を考えていく必要があること，点滴がなくなれば水分摂取を心がける必要があること，右上肢の麻痺の回復程度によっては部分的に食事の介助が必要になることなどを説明しました。妻は「ご飯，食べられましたか。よかったです。ありがとう。まだもう少しがんばって長生きして孫の顔を見てもらわないとね」と言い，それからD氏に向かって「ご飯が始まってよかったね。おいしかったでしょう。何食べ

た？　食べたいものある？」とうれしそうに声をかけていました。Dさんは「まだまだリハビリ段階だから，きちんと病院のご飯を食べないといけないな。でもあまりご飯らしくなくてちょっと物足りなかったわ」と笑いながら返事をしていました。

　　Dさんは夜の検温時にも発熱や咳嗽はなく，呼吸音も正常でした。誤嚥性肺炎をおこすこともありませんでした。

今後のケア

嚥下訓練から摂食・嚥下訓練へ

口腔ケアの重要性と誤嚥性肺炎のリスクを患者や家族にも分かってもらう

　　Dさんの初めての食事は無事に終了しました。今後は嚥下訓練を継続し，嚥下機能を評価しながら本人の嗜好も考慮し，食事形態のアップを進めていきます。また自力で食事摂取ができるように，段階をおっての摂食全般の訓練も平行して行われる予定です。Dさんがこのような訓練を受けている間は，継続して誤嚥に対する十分な注意と観察が必要です。誤嚥性肺炎をおこすと回復が著しく遅れるからです。梗塞の再発防止のために，嚥下のレベルに応じて経口からの水分摂取の量と方法も考えていくことになります。

　　誤嚥性肺炎をおこさないためには，口腔内衛生を保つためのケアも重要です。口腔ケアがきちんとできていれば，誤嚥性肺炎をおこすリスクは減少します。Dさんの場合もしばらくの間は，食後はナースが口腔内の確認と口腔ケアを行ったほうがよいでしょう。

この事例を通して伝えたいこと

　　脳卒中を発症後，絶食だった患者さんにとって，食事が開始になることは喜びです。しかし，嚥下障害がある場合は，誤嚥や窒息の可能性があり，また今までのように食事ができないことを自覚する瞬間でもあります。その辛さや悔しさや怖さも理解しつつ看護をしていくことが大切になります。

　　一方で，食欲は人間の基本的欲求のひとつであり，食事をすることは本来楽しみのひとつです。順調に食事が進むと患者さんの回復の意欲を高め，生きる意欲にもつながります。最近では，食事ひとつをとっても，退院後の患者さんが，できるだけ今までの状態に近い状態で社会生活や日常生活が送れるようにという，リハビリテーションの概念に裏うちされたケアが提供されています。リハビリテーションというと，ADLの拡大のことが一番頭に浮かぶ人もいるかもしれませんが，この事例を通して，嚥下・摂食リハビリテーションの行われるケアとフィジカルアセスメントとのていねいな重なりを知っていただきたいと思います。

　　綿密なフィジカルアセスメントをくり返し行うことで，はじめて食事介助や口腔ケアといった日常生活の援助技術も，その細かい手順が具体的に決定できるし成果も確認することができます。とりわけ初回の経口摂食の場面では，今後も患

Case 4 脳梗塞後に経口摂取を開始する患者のフィジカルアセスメント

者さんが摂食への意欲をもち続けられ，順調に回復していけるよう援助することが重要です。そのためには，残存機能の正しい評価にもとづく適切な目標設定とケア方法の選択が不可欠です。また，ケアによって得られた（もしくは得られなかった）成果を分析したり，目標やケアの見直しを行うことも必要で，それらすべての過程においてフィジカルアセスメントの技術を駆使することが求められます。

Case 5

ADLの低下したパーキンソン病患者の清拭時に行うフィジカルアセスメント

　パーキンソン病をはじめとした神経難病の患者さんの中には，次第にADLが低下し，会話で意思表示をすることが困難となる人も多くいます。そのような患者さんに対し，適切なフィジカルアセスメントを行うことは，健康問題の発見や症状の把握，異常の早期発見，行ったケアの評価などに役立ちます。しかし，入院時に本人や家族にインタビューを行い，系統的にフィジカルアセスメントを実践するのは，時間的にも患者さんの負担の大きさからしても難しいのが実情です。そこで，ナースは日々のケアの中にフィジカルアセスメントの技術を意識的に取り入れていく必要があります。とくに清潔ケアは患者の全身を観察できる絶好の機会です。

　ここでは，パーキンソン病でADLが低下し，日常生活自立度C2(1日中ベッド上で過ごし，排泄，食事，着替えにおいて介助を要する。自力で寝返りもうたない)の患者さんに対し，清潔ケアの際に実践できるフィジカルアセスメントを紹介します。

Case 5 ADLの低下したパーキンソン病患者の清拭時に行うフィジカルアセスメント

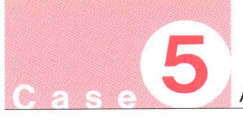

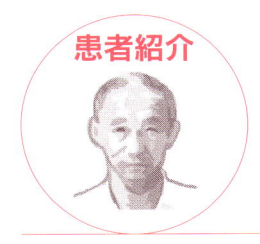

患者紹介

薬物調整目的で入院のパーキンソン病の寝たきり患者

　Eさんは68歳の男性で妻と息子の3人暮らし。7年前にパーキンソン病を発症し，入退院を繰り返し自宅療養していました。ここ1年は臥床がちで，訪問看護を受けながら，妻が介護して生活しています。最近，会話はできなくなり，苦痛があると声を出して知らせています。こちらの話しかける内容は，理解しているようです。表情は固く，仮面様顔貌で強い筋固縮があります。今回は車椅子とベッドの移乗が困難になり妻の介護負担が増えたため，薬物調整目的で入院しました。入院時に胸部X線，心電図，採血（血液一般，腎機能，肝機能など）検査が行われています。Eさんは便秘で3日排便がなければ訪問看護の際，浣腸をしてもらっていました。自力で体位変換ができず，仙骨部に発赤を認めています。食事は軟らかいものを妻の介助で摂取していました。排泄に関しては，声をかけ尿器を当てていると排尿があり，排便はオムツで行っていました。

▶ 患者さんには強い筋固縮（筋強剛ともいう）があり，受動運動に際して屈筋も伸筋も緊張が亢進しているため伸ばす際も曲げる（折る）際も抵抗がある

介入の場面

　昨日入院したEさんに対して，受け持ちナースとして担当するのは，今日が初めてです。Eさんは冒頭にも記したように自立度はC2です。まず，X線写真や心電図，検査データ，処方内容，主治医の神経学的所見を確認しておきます。そして，これから清拭を行うところです。Eさんの負担を少なくしようと努めながら，全身状態を把握します。

■表5-1　障害老人の日常生活自立度（寝たきり度）判定基準

生活自立	ランクJ	何らかの障害等を有するが，日常生活はほぼ自立しており独力で外出する 　1. 交通機関等を利用して外出する 　2. 隣近所へなら外出する
準寝たきり	ランクA	屋内での生活は概ね自立しているが，介助なしには外出しない 　1. 介助により外出し，日中はほとんどベッドから離れて生活する 　2. 外出の頻度が少なく，日中も寝たり起きたりの生活をしている
寝たきり	ランクB	屋内での生活は何らかの介助を要し，日中もベッドの上での生活が主体であるが，座位を保つ 　1. 車いすに移乗し，食事，排泄はベッドから離れて行う 　2. 介助により車いすに移乗する
	ランクC	1日中ベッド上で過ごし，排泄，食事，着替において介助を要する 　1. 自力で寝返りをうつ 　2. 自力では寝返りもうたない

清拭時に実施すべきフィジカルアセスメント

清拭時に実施すべきフィジカルアセスメントの項目は，以下のとおりです。

実施すべきフィジカルアセスメント

① 全身の皮膚病変の有無と発汗の状態
② 筋・骨格の状態
③ 意識状態
④ 運動機能（姿勢や手足の肢位，不随意運動の有無，筋萎縮の有無，部位，発語の状態，筋トーヌスの状態，筋力）
⑤ 知覚機能
⑥ 関節の状態（拘縮の有無，可動性）
⑦ 呼吸状態（呼吸に伴う胸郭の動き，気道クリアランス）
⑧ 心臓や血管の状態（心音，頸動脈，下肢の動脈）
⑨ 腸の蠕動運動
⑩ 便塊の有無や腸管内ガスの分布

　Eさんは筋固縮が強く，自力で体位変換ができません。仙骨部以外にも皮膚の変化がないか確認していきます。入院時，褥瘡のリスクに関しては，ブレーデンスケールで12点（知覚の認知4点―障害なし，湿潤2点―たいてい湿っている，活動性1点―臥床，可動性1点―全く体動なし，栄養状態3点―軽度の障害あり，摩擦とずれ1点―問題あり）とアセスメントしてあります。しかし，くわしく体を観察してアセスメントしたわけではなかったそうです。発汗や脂漏による皮膚の湿潤や骨突出部位，知覚など褥瘡のリスクを細かくチェックします。褥瘡に関する看護計画が適切かフィジカルアセスメントで得た情報で検討します。他にも清潔ケアやスキンケアが適切か皮膚の状態で確認できます。
　それから，意識状態や運動機能の評価，関節の状態のチェックは，薬物調整による運動機能の変化，運動機能の時間的変化を把握する上でも重要です。また，食事や排泄，清潔セルフケアのプランを検討し，セルフケアレベルのアップを図

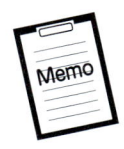

ブレーデンスケール

ブレーデンスケールとは，米国Braden博士とBergstrom博士が開発した褥瘡リスクアセスメントスケールを真田らが日本語に翻訳し導入したもの。圧迫による不快感を適切に認知できる能力，皮膚の湿潤状態，行動範囲・活動性，体位を変えたり整えたりする能力，栄養状態，摩擦とずれの生じやすさなどの要因を点数化したもの。1点～4点（摩擦とずれは1～3点）あり点数が低いほど褥瘡発生の危険性が高い。褥瘡の発生予測の評価法としては，ブレーデンスケール以外にもOHスケール（大浦・堀田による）やK式スケール（金沢大学式褥瘡発生予測度）などが用いられる。

Case 5　ADLの低下したパーキンソン病患者の清拭時に行うフィジカルアセスメント

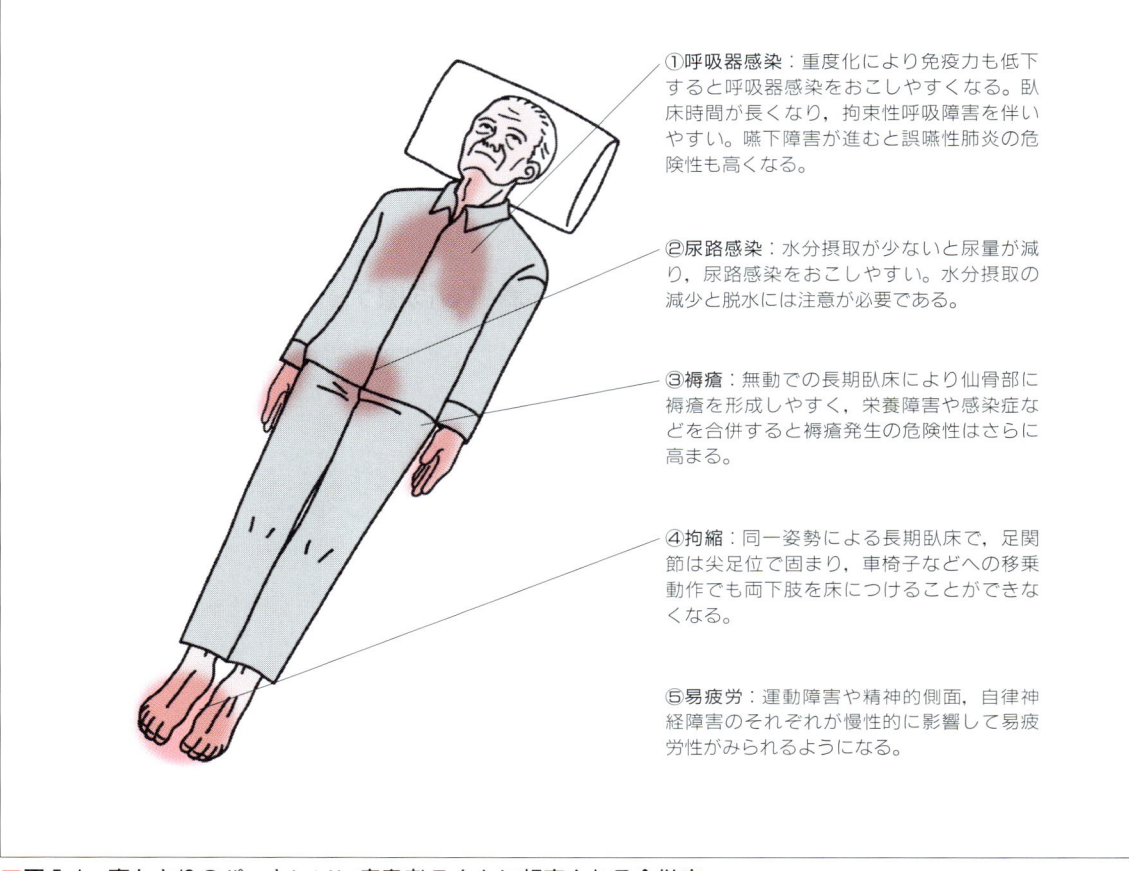

①呼吸器感染：重度化により免疫力も低下すると呼吸器感染をおこしやすくなる。臥床時間が長くなり，拘束性呼吸障害を伴いやすい。嚥下障害が進むと誤嚥性肺炎の危険性も高くなる。

②尿路感染：水分摂取が少ないと尿量が減り，尿路感染をおこしやすい。水分摂取の減少と脱水には注意が必要である。

③褥瘡：無動での長期臥床により仙骨部に褥瘡を形成しやすく，栄養障害や感染症などを合併すると褥瘡発生の危険性はさらに高まる。

④拘縮：同一姿勢による長期臥床で，足関節は尖足位で固まり，車椅子などへの移乗動作でも両下肢を床につけることができなくなる。

⑤易疲労：運動障害や精神的側面，自律神経障害のそれぞれが慢性的に影響して易疲労性がみられるようになる。

■図5-1　寝たきりのパーキンソン病患者Eさんに想定される合併症

▶パーキンソン病患者にみられる機能障害を念頭に確認すべきことを考える

る上でも大切になります。

　パーキンソン病により嚥下機能が低下していることが予測されます。誤嚥がないか胸部を聴診し，気道クリアランスを確認する必要があります。そして，便秘は自律神経障害によるものと予測され，腸の蠕動運動や便塊の有無，腸管内ガスの分布を確認し排便コントロールをしていく必要があります。

清潔ケアの手順とフィジカルアセスメントの実際・結果

　Eさんは筋固縮が強く，自力で体位変換が困難なため2人で清潔ケアにあたります。私は右側のベッドサイドに立ち，同僚ナースは左側に立ちます。

■清潔ケアとフィジカルアセスメントの実施

　Eさんに挨拶し清潔ケアと同時にフィジカルイグザミネーションを行うことを説明します。ここでは主に視診によって意識状態，顔貌・顔色，口臭の有無，発

声・構音障害の有無を確認します。

🔴結 果

訪室したときEさんは覚醒しており意識水準はジャパン・コーマ・スケール（JCS）でⅠ-1からⅠ-3。表情に乏しく仮面様顔貌で鼻に脂漏がありますが皮膚病変はありません。強い口臭もしません。発語はありませんが，時折視線を合わせたり，うなずくことはできました。

■病衣の袖を抜き右上肢を清拭し同僚ナースが左上肢を清拭

ここでは，指先や爪の状態を視診し，袖を抜く前に肩関節と肘関節，手関節の可動性を見ます。可動性が少なければ着替えの方法や病衣のタイプを検討しなくてはなりません。

🔴結 果

▶ 筋トーヌスの亢進と肢位での手の振戦を確認

手は握ったままで発汗があります。皮膚や指，爪に異常は見られませんでした。筋トーヌスは亢進しており，肘関節は屈曲し手関節も軽度屈曲した肢位で手の振戦を認めます。（他動的に関節を動かすと）肘はゆっくり他動的に伸展することはできますが，肩は他動的に動かそうとしても抵抗があります。病衣は大きめのものを着ていて容易に脱ぐことができました。

■頸部から胸部・腹部にかけて清拭を行う

はじめに頸動脈の拍動，外頸静脈の輪郭，甲状腺の状態を視診します。そして，掛け物をはずし，頸部から腹部の皮膚の状態，筋・骨格の状態，胸郭の変形の有無，呼吸に伴う胸郭の動き，腹部の輪郭と形状を視診します。次に，呼吸音と心音，腸蠕動音を聴取します。そして，腹部の打診，触診，頸動脈の聴診，頸部リンパ節の腫脹の有無を触診します。パーキンソン病の患者は緊張により振戦が増強される場合があるため，顔に近い頸動脈の聴診，頸部リンパ節の触診は後で行うことにしました。

🔴結 果

▶ 腹部の打診と聴診からガスの貯留を確認

頸動脈の拍動は正常，血管雑音もみとめず。甲状腺肥大はなし。皮膚は全体的に汗ばんでいますが皮膚病変はみとめません。筋肉はやせており骨突出があります。胸郭の変形はなく呼吸に伴う胸郭の動きに左右差はみとめず，呼吸音も心音も正常。腸蠕動音は「キュー」と聞こえますが頻度が少なく，朝食後にしては蠕動音が弱く感じられます。打診をすると臍部から左側腹部に比較的高い響きの鼓音を聴取し，ガスが溜まっていることがわかりました。便塊は触れません。お腹が張るかたずねると頷いたので，ガス抜きを行うことにしました。同僚ナースに依頼しガス抜きの準備をしてもらいます。

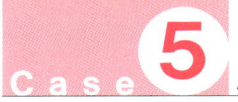

■同僚ナースがガス抜きを行い陰部洗浄を行う

　ネラトンカテーテルの先端を肛門に挿入し，片方を水の入った紙コップに入れ，腹部を「の」の字を書くようにマッサージを行います。そして再び腹部の打診をして鼓音の範囲や響きが減ったことを確認します。陰部洗浄では，陰部の皮膚の状態，痔疾患の有無，外性器と尿道口の状態，分泌物の有無，鼠径ヘルニアの有無を視診し，鼠径リンパ節の腫脹の有無，大腿動脈の触診をします。

結果

　マッサージをすると紙コップの水にポコポコと気泡が出てきました。このガス抜きにより臍部から左側腹部の高い響きの鼓音はなくなました。Eさんに腹部膨満感が減ったか問うと頷きました。陰部に皮膚病変はありませんが，オムツの着用で湿潤しており，T字帯タイプの通気性のあるオムツに変更することにしました。また，軽度尿臭がし，陰茎に垢を認め，弱酸性のボディソープをよく泡立てて陰部洗浄を行い除去しました。鼠径ヘルニアやリンパ節の腫脹は認めず，大腿動脈の左右差はありませんでした。

■右下肢の清拭と左下肢の清拭を行う

　二人で手分けして，それぞれが右下肢の清拭と左下肢の清拭を行いました。視診で皮膚の状態，筋肉・骨格の状態，関節と関節周囲の状態，指先や爪の状態，浮腫や下肢静脈瘤の有無を確認し，運動機能（肢位，不随意運動の有無，筋トーヌスの状態，筋力，筋萎縮の有無，部位），知覚異常の有無，下肢の動脈の状態，毛細血管の循環不全の徴候を確認していきます。

結果

　両下肢の筋肉もやせていて骨突出が見られ，両踵部に発赤を認めました。そこで，褥瘡かどうかを鑑別するため清拭後圧迫しないように踵を浮かせ，後で確認することにしました。両足とも趾の間に垢があり湿軟しています。浮腫や下肢静脈瘤はみとめません。股関節はやや外旋し両足関節は伸展していました。

　足関節を他動的に動かすと屈曲でき，尖足にはなっていませんでした。しかし，良肢位の保持が必要です。また，両下肢とも筋トーヌスの亢進を認めます。膝窩動脈，足背動脈，後脛動脈とも適度な緊張度があり左右差を認めません。触知した際に圧迫感を知覚できており，清拭で熱いタオルを当てた際に温度覚があることを確認しました。両足ともやや冷感があるものの，循環状態の異常をうかがわせる所見は認めませんでした。

▶ 下肢の関節の可動性を確認しながら知覚・感覚障害の有無を確認

■一人が体幹を支え一人が清拭を行う

　一人がEさんを左側臥位にして体幹を支え，もう一人が背部から臀部の清拭を

行います。左側臥位になる際，自分でベッド柵を持ち左側臥位が保持できるか確認します。視診で背部から臀部の皮膚の状態，筋肉・骨格の状態を確認します。そして，呼吸音の聴診を行います。清拭と更衣が終了したら体位を整えます。

結果

Eさんは自分でベッド柵をつかむことはできませんが，誘導すると柵をつかんだままでいることができます。しかし，筋の緊張が強いため同僚ナースに体幹を支持してもらいました。背部から臀部も筋肉はやせています。仙骨部には昨日ポリウレタンドレッシング材が使用してあります。ズレがないため，交換しませんでした。大転子部の骨突出を認めますが発赤はありません。しかし，皮膚が肥厚し，やや黒ずんでいます。以前に圧迫されたためと思われ今後注意が必要です。脊柱の彎曲は認めず，呼吸音は正常でした。

今後のケア

フィジカルアセスメントの結果からみえた清拭時の継続観察の要点

Eさんの清拭時に行ったフィジカルアセスメントで得た情報から，今後も清拭時に継続してモニタリングする項目は，
1) 皮膚の状態(発赤，発汗)
2) 意識状態
3) 運動機能
4) 気道クリアランス
5) 腸の蠕動運動
6) 便塊の有無や腸管内ガスの分布

です。また，看護計画に追加するプランとして，趾の間を開いて洗い，水分をよく拭き取ること，T字帯型オムツの使用と撥水性のあるパウダーの使用，腸蠕動を促進するためのマッサージ，尖足予防のポジショニングがあがりました。そして，これらのことをEさんに説明しました。

入院時はブレーデンスケールの湿潤の項目は2点(たいてい湿っている)と判断したようですが，実際はオムツで覆われている部分は発汗があり湿っていて1点(常に湿っている)が適当でした。

この事例を通して伝えたいこと

Eさんの入院目的はADLが改善できるような薬物調整です。24時間患者さんの身近にいるナースが症状や身体機能の回復状況，時間的変化，副作用を細かく観察していくことで治療目的が達成されます。しかし，いつでも簡単に観察できるわけではなく，清拭のときや食事の援助をしているときにしか観察できないこともたくさんあります。そして，意思の疎通が難しい患者さんやADLの低下した

Case 5 ADLの低下したパーキンソン病患者の清拭時に行うフィジカルアセスメント

　患者さんは複数の健康問題を抱えています。それを発見するためにも全身を診るという意識をナースが常にもち，フィジカルアセスメントをいつでも行えるようにトレーニングしておくことが大切になります。

　また，フィジカルアセスメントでは患者さんの体に触れるため，緊張によって症状が強く現れるパーキンソン病の患者さんには，声をかけながら清拭し，緊張を緩和してから触診をするといった患者に合わせる工夫も必要になります。そして，何を調べるためにフィジカルアセスメントをするのか，得られた情報はどうだったのか患者さんへ説明することが基本です。末梢神経障害で入院した患者さんに腱反射をしたときのことです。医師に何度も受けているのですが，腱反射をする意味がわからなかったそうです。説明するとその後，自分から腱反射を診てほしいと言うようになり，減弱していた反射が治療によって回復していくのを一緒に喜んだ経験があります。

　このように，フィジカルアセスメントは健康問題の発見や症状の把握，異常の早期発見，行ったケアの評価に役立つだけではなく，患者さんの病気体験をより身近に感じとる1つの方法でもあります。

Case **6**

がん性疼痛の緩和ケアにつなげるフィジカルアセスメント

　がん患者さんが体験する痛みは，その原因によって①がん自体による痛み，②がん治療による痛み，③がんに関連のない痛み（炎症，長期臥床による筋肉の硬縮，皮膚障害など），に分けられます。進行がんの場合には，これらが複数同時に存在することもあります。

　疼痛緩和は，がん看護実践での最重要課題のひとつです。ナースは，医師に鎮痛薬の調整をしてもらうことに加えて，疼痛緩和のためのケアを見出そうと努めます。しかし，苦痛に憔悴した患者さんを目の前にすると，無力感から辛い思いを抱くこともあります。そうした場面でも，フィジカルアセスメントを行うことで疼痛緩和につながるケアを見出すことができるはずです。その生活場面に立ち合うことの多いナースは，痛みの変化をとらえやすい立場にいます。つまり，がんの進行や治療の影響はもちろん，生活動作や活動範囲の変化などから患者さんの痛みを具体的に把握し，痛みを緩和する手だてを見出すために，ナースはフィジカルアセスメントを行うのです。

　ここでは，疼痛コントロールの目的で入院したFさんの事例について考えてみます。

Case 6 がん性疼痛の緩和ケアにつなげるフィジカルアセスメント

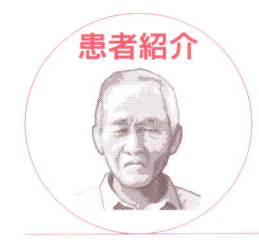

患者紹介

胃がん転移で痛みを訴える患者

Fさんは70歳代の男性です。胃がん（T2・N1 Stage II）と診断され，5年前に胃亜全摘術を受けて自宅で過ごしていました。昨年，左鎖骨窩・縦隔・腹腔内リンパ節・左肺への転移が見つかったため，抗がん剤治療を開始しました。同時期に腹部と背部の痛みが出現したため，経口麻薬剤による疼痛緩和治療を受けていました。

▶入院目的は疼痛マネジメント

3ヵ月前，突然肺炎を起こし入院治療した頃からFさんの体力は一気に低下し，食欲も低下しました。そのため，抗がん剤治療を一旦中止しています。退院後の1ヵ月間は，妻の介護でなんとか自宅で生活できていました。しかし，食欲の低下と全身倦怠感に加え，転移部位の痛みが強くなったため，疼痛マネジメントの目的で入院しました。Fさんは，病名・転移していること・治療の内容や副作用について，医師から説明を受けています。麻薬を使用していることも承知しています。

介入の場面

Fさんは，がん性疼痛に対して，経口麻薬剤（オキシコンチン®）5mg，1日2錠（12時間毎）の処方を受けていました。今日は入院2日目です。日中はベッド上で過ごすことが多く，側臥位になっているか，ベッドの端に座っている状態です。痛みがまだ強いのかもしれないFさんの痛みの状態をアセスメントし，苦痛緩和のケアを考えるために訪室することにしました。

痛みを把握するためのフィジカルアセスメント

▶痛みを把握するために確認しておくべきポイント

痛みを把握する上で確認しておくべきポイントは，以下の1)～7)にまとめられます。

1) 痛みの部位と程度（原因はなにが考えられるか）
2) 痛みの性質（どんな痛みか，びりびりする，ずきずきするなど）
3) 痛みのパターンや持続時間（1日のなかでの変化や1日中痛むか，間欠的か）
4) 痛みを増強する因子，緩和する因子があるか
5) 鎮痛剤の効果
6) 痛みによる生活への影響（活動，排泄，睡眠，食事，楽しみ，気分など）
7) その他の症状による苦痛

まず患者さんの姿勢や表情などから現在の苦痛の程度を注意深く観察します。特にインタビューやフィジカルアセスメントの手技をFさんに行うことで苦痛を増強しないかどうかに注意して慎重にアセスメントします。苦痛があるためフィジカルアセスメントに必要な体位を取ることが困難な場合があります。たとえば、腹部や胸部に痛みがある場合、仰臥位ができるか、どのような体位なら十分なフィジカルアセスメントが可能かなどについて考え、患者さんとも話し合いながら進めます。

フィジカルアセスメントの実際

はじめに、Fさんに今日の担当ナースであることを伝え、痛みの具合を知るためにフィジカルアセスメントを行うことを説明します。

実施すべきフィジカルアセスメント
① 表情からの痛みの確認
② 意識状態
③ バイタルサイン
④ 前胸部の視診・触診・打診・聴診
⑤ 手関節の状態の確認

■フィジカルアセスメントを行うことを説明し開始する

▶ 会話ができる状態かを慎重に確認する

側臥位でベッドに横になっているFさんの傍らに行き、話しかけてよいかを本人に確認します。疼痛や倦怠感が強い患者さんにインタビューする際には、まず、今、会話ができる程度に症状が緩和されているか、また、話を聞いたり答えたりするエネルギーがあるかどうかを慎重に確認します。

Fさんは、話しかけるとこちらに顔を向けてうなずきました。表情は穏やかで、眠そうでした。しかし、よく表情をみると眉間にシワを寄せています。安楽とは言えない印象をうけました。痛みや苦痛の程度についてたずねると「話はできるよ、痛いのはずいぶんまし」と、側臥位のままFさんと会話ができました。声はかすれ、声の張りはありませんが、意識は清明で会話の遅延もありません。脈拍は90回/分で体温は36.8℃です。会話による呼吸困難感や息切れなどの出現はありません。「痛みはできるだけ減らした方がいいですよ、少しでも痛みが残っているのでしたら痛み止めを使ってはどうですか？」と、Fさんにレスキュー・ドーズ(オプソ内服液®5 mg/包)をすすめましたが、「今は大丈夫だから」とレスキュー・ドーズ(65頁参照)を希望しませんでした。しかし、表情や姿勢からみるとまだ痛みが残っている様子。手早くアセスメントする必要があります。

■疼痛部位のフィジカルアセスメント

　痛みのある部位はどこか（複数の場合はすべて），そこに新たな病変や，がん以外の痛みの存在がないかを観察し，その痛みの程度や種類，持続時間などをインタビューしながら観察します。

　「Fさん，痛みについて教えてもらえますか？　どこがどのように痛みますか，手で教えてみてくださいませんか」と痛みの部位をたずねました。Fさんは，側臥位のまま，前胸部を指し「ここがな，締め付けられるように痛いんや，ズキズキする時もある。上向いて寝ると痛みがでるので横向きか座っているのが楽」と痛みの部位と性質を説明してくれました。

▶ 常に前胸部に痛みがあり，夜間の突発的な痛みに恐怖を抱いていることが判明

　前胸部に間欠的な痛みが存在しているようですが，視診では，胸骨周囲の腫瘍や形の変形，表皮の異常はみとめられません。続いてFさんは「痛みはいつもある，こんなものと思っている。1日のうち痛みがまったくないと感じる時間はほとんどない。夜寝ているときに突然襲ってくるような痛みが，とくに怖い」と，痛みを感じる時間帯を話してくれました。Fさんは，一日中痛みを感じており，特に夜間突発痛が襲ってくることに恐怖感を抱いています。また，起き上がったり，座る動作のたびに痛みが強くなるかをたずねると，Fさんは「動くたびに痛みが強くなる感じはしない」と話しました。このことから体動時の痛みの増強はないことが分かりました。

　Fさんは，薬はできるだけ使わないようにレスキュー・ドーズを我慢していました。その理由をたずねると，「あまり痛み止めを使うと効かなくなる」「後でもっと辛くなるかもしれないので痛いときは，じっとしている」とのこと。

結果

▶ 痛みは縦隔浸潤によるがん性疼痛と推定。レスキュー・ドーズが効果的に使用できていない

　これらの情報から，前胸部にあるFさんの痛みは十分緩和されておらず，疼痛治療への満足度は低いと判断しました。また，痛みの種類は，体動時の痛みが増強していないことから胸骨など骨の転移による痛みよりも，むしろ縦隔浸潤によるがん性疼痛の可能性が高いと思われました。さらに，鎮痛薬に対する誤解から，レスキュー・ドーズを効果的に使用できていないことも分かりました。そこで，安静時の痛みを軽減するために，レスキュー・ドーズの服用を勧めてみようと思います。

■胸部のフィジカルアセスメント

　前胸部の痛みは，既往歴と現病歴から，肺炎の再燃や，肺転移部位に症状が出現している可能性が考えられます。痛みに関するインタビューをしながら，肺・胸郭の視診，触診，打診，聴診とすすめていきます。

▶ アセスメントの結果，肺炎や肺転移の徴候はみられず

　呼吸状態や胸郭の動きに異常はありません，呼吸困難感の出現もなく，肺炎再発の徴候はありませんでした。現在，倦怠感と痛みのために側臥位で過ごすこと

が多く，とくに心臓がある方の左下葉の肺炎や無気肺の徴候，左肺転移部位の肺音の異常が心配でしたが，その徴候もありませんでした。

■他の苦痛部位の観察

痛み以外の苦痛や，これまでと異なる部位や種類の疼痛（たとえば神経障害性疼痛など）の出現がないかをインタビューして確認します。そのような苦痛があれば，その部位のアセスメントを行い，症状の原因を推測します。

結果

「ここ（胸部）以外に痛いところや困っていること，辛いことはありませんか？」と問うと，Fさんは「両肘と手首が痛い」と答えました。

両肘には擦過傷ができて，一部発赤があり，シーツが浸出液で汚染していました。腕の皮膚はずいぶん乾燥しています。手関節の視診・触診では，腫脹や発赤はありませんが，左右とも，手関節の屈曲・伸展に疼痛が出現し可動制限が軽度あります。また，手関節に痛みがあるせいで両手に力を入れて握ったり，支えたりすることができません。手関節の痛みの原因や発症時期についてたずねると，覚えがないとのこと。

▶患者さんが訴える両肘と手首の痛みを確認して原因を検討

側臥位から座位になるとき，両手関節に痛みがあるため手をベッドにつけることができず，Fさんは肘で身体を支えて起き上がっていました。倦怠感が強く，腹筋に力がないFさんは，体重のほとんどが肘にかかるような姿勢で座位に移動しています。両肘の擦過傷は，この動作が原因と推測されました。

これを主治医に報告したところ，単純X線撮影が行われ整形外科に紹介されました。しかし，骨折など骨の異常は確認できず，古い腱鞘炎などが疑われ，消炎鎮痛剤で対処するようアドバイスを受けました。Fさんにはそのことを説明し，鎮痛剤の使用を促そうと思います。

フィジカルアセスメントから導かれるケアの実際

■前胸部の痛みを緩和するケア

まず，痛みを一日中感じているため，Fさん自身が鎮痛剤をうまく使って痛みを抑えることが必要と考えました。しかしFさんは，「あまり痛み止めを使うと効かなくなる」「後でもっと辛くなったら困る」と，レスキュー・ドーズの使用を心配しています。そこで，鎮痛剤は使いすぎることで効果が薄れることはないこと，今より痛みが強くなっても対処する方法は複数あること，鎮痛剤を使いながら仕事や日常生活を普通に送っている人がいることなど，Fさんの心配に対する説明をしました。そして，痛いときはレスキュー・ドーズを積極的に使用してよいということ，早く痛みをとるためにもFさんの痛みの具合をナースにぜひ伝え

▶鎮痛剤に対する誤解を解き，痛みが増強した時の対応策を説明

Case 6 がん性疼痛の緩和ケアにつなげるフィジカルアセスメント

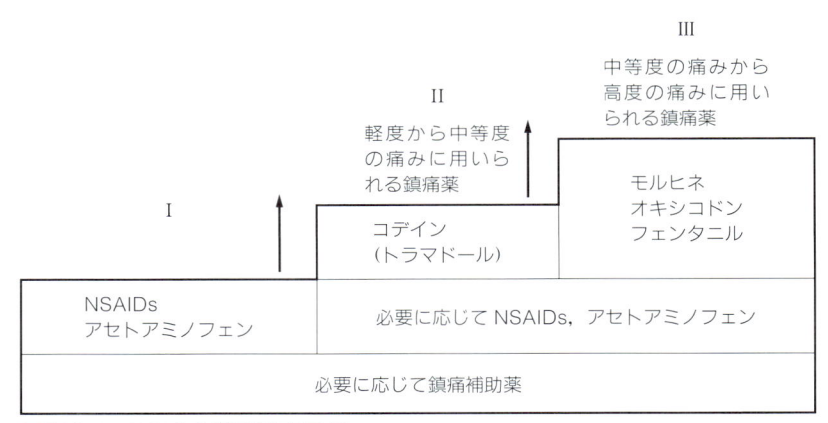

■ 図6-1　WHO 3段階除痛ラダー

		III 中等度の痛みから高度の痛みに用いられる鎮痛薬
	II 軽度から中等度の痛みに用いられる鎮痛薬	モルヒネ オキシコドン フェンタニル
I	コデイン（トラマドール）	
NSAIDs アセトアミノフェン	必要に応じて NSAIDs，アセトアミノフェン	
必要に応じて鎮痛補助薬		

がん患者の痛みは，WHO方式がん疼痛治療法で行うと70％から90％の除痛率が見込めると報告されている。WHO方式がん疼痛治療法は，①鎮痛薬の段階的な使用法を示した「3段階除痛ラダー」と，②痛みの強さによる鎮痛剤の選択，③治療に当たって守るべき5原則，から成り立つ。
第1段階：非ステロイド性抗炎症薬（NSAIDs）かアセトアミノフェンのいずれの薬剤を定期投与
第2段階：第1段階の薬剤に弱オピオイドを加え定期投与
第3段階：第1段階の薬剤に強オピオイドを加え定期投与
※第1段階から第3段階までを通じて併用を検討される「鎮痛補助薬」がある。これは，①鎮痛剤による副作用対策と②鎮痛薬に反応しにくい特殊な痛みに対する治療薬をあわせて総称している。

てほしいことを話しました。
　すると，「我慢できる場合でも，痛みが取りきれていなければ，痛み止めを使っていいとは思っていなかった。もっと痛み止め飲んでいても仕事ができている人もいるのですね。それなら使ってみようかな」とレスキュー・ドーズを希望。さっそく試してもらうことにしました。

■手関節の痛みを緩和するケア

　次に，手関節の痛みが強くならないよう，起き上がるときの工夫が必要と考えました。そして，手関節に負担をかけないように，ベッドをギャッジアップして起き上がる方法を提案しました。手関節の痛みがあることから，うまく一人でできるかを確認する必要があると考え，提案だけでなく，一緒にやってみることにしました。
　Fさんからは「力を入れなくて済むから楽に座れる」と喜ばれました。

▶ 手関節に負担のかからない方法を提案

　しかし，手すりを持つときにどうしても手首に力が入るので，手関節痛が増強していました。そのため座位になるときは，ナースコールでナースを呼んでもらうことを提案しました。するとFさんは「そうやな」と納得し，座位になるときはナースコールを利用するようになりました。
　Fさんのように，痛みやがんの進行によって活動が低下した患者さんは，抗がん剤の影響やがんの進行による食欲低下などから栄養状態も悪いことが多く，皮膚

■表6-1 ペインスケールの種類と方法

スケールの名前	方法
数字評価スケール Numerical Rating Scale(NRS)	「まったく痛みのない状態を 0, これ以上考えられない痛みを 10 とすると, あなたの痛みはどれぐらいですか」と質問する
言語評価スケール Verbal Rating Scale(VRS)	0～4 までの割合で痛みを表現する。 0：まったく痛くない, 1：軽度の痛み, 2：中等度の痛み, 3：強度の痛み, 4：最悪の痛みとする
視覚的アナログ評価スケール Visual Analogue Scale(VAS)	「痛みの程度は, 下記の直線上のどのあたりですか。指し示してください」と質問する 0 ────────────── 100
フェイス・スケール Face Scale	「今の痛みをもっともよく表す顔はどれですか。指し示してください」と質問する 0　1　2　3　4　5

本文にあるように, これらのスケールの数値に絶対的な意味はなく, 疼痛治療やケアの効果をみる上で数値の変化に意味がある。

障害のリスクが高い状態です。少しの傷でも数日もしくは 1 日で褥瘡になることもあります。ですから苦痛の程度をアセスメントする際には, 日常生活動作を注意深く観察し, 褥瘡の発生などといった新たな苦痛が増えるリスクを一つでも減らせるよう, 予防的なケアにつなげることがたいへん重要となります。

■レスキュー・ドーズの評価

レスキュー・ドーズを投与してから 30 分後に訪問すると, F さんは眠っていました。F さんが目覚めてからその効果をたずねると,「よく分からない…」という返事。そこで, 見たとおりに「効果が出ると言われている 30 分後は眠ってましたよ」と状況を話したところ,「楽になっていたのかな？　でも, 手首には効いてない感じがする」とレスキュー・ドーズを使用した感想を話してくれました。今後も引き続き, その都度一緒に評価していく必要があります。

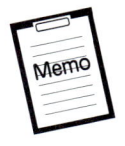

レスキュー・ドーズ

・基本となるモルヒネが投与されている状態で, 痛みが残存または増強した場合に追加される臨時のモルヒネ投与をレスキュー・ドーズといいます。

・本例のように痛みが残存している場合には, モルヒネの投与不足であり, 不足しているモルヒネを補充することがレスキューとなります。

・痛みが一時的に増強する場合は, 突出痛といい, 頓用的にモルヒネの速効製剤を追加投与する。追加投与の量は, 1 日量の 5-20％にすることで最大の効果が得られるとされています。（文献：武田文和監訳　トワイクロス先生のがん患者の症状のマネジメント）

Case 6 がん性疼痛の緩和ケアにつなげるフィジカルアセスメント

痛みは主観であり，他人に伝えるのがたいへん難しいものです。患者さんの痛みを理解するためのさまざまなツール（スケール）があります。痛みの程度（強さ）を「0：まったく痛みがない」，から「10：これ以上考えられない痛み」として11段階の数字で表すNRS（Numeric Rating Schale）やフェイススケール，VAS（Visual Analog Schale）等です。これらは，患者さんの痛みの訴えに少しでも客観性を持たせ，疼痛治療やケアの効果を評価するものです。しかし，そのようなツールにたよるだけでなく，本事例のように患者さんの主観を聞くことは，鎮痛薬を使った後の効果や医療用麻薬に対する気持ちを理解するためにとても大事です。

■レスキュー・ドーズの使用法を緩和ケアチームに相談

Fさんの場合，手関節の痛みにはレスキュー・ドーズの効果を感じにくかったようです。前胸部と手関節の2つの部位に痛みがあるFさんのレスキュー・ドーズの使用方法は，判断が難しいと感じました。

主治医は，Fさんが入院した際に院内の緩和ケアチームに相談依頼をしていました。そこで，緩和ケアチームからレスキュー・ドーズに関してアドバイスを受けることにしました。

結果

緩和ケアチームのナースからは，レスキュー・ドーズの選択と，投与時の注意および効果の確認についてアドバイスがありました。

▶ 痛みの部位と原因を考えた鎮痛薬の選択が必要

レスキュー・ドーズの選択に関しては，前胸部の痛みは，腹腔内リンパ節転移による内臓痛と考えられるため，麻薬剤（オピオイド）が効果的であると思われること，手関節の痛みは，腱鞘炎と考えられているのであれば，非ステロイド性抗炎症薬（NSAIDs）が効果的かもしれないということでした。投与に際しては，痛みの訴えがあったら必ず痛みの部位を確認してから鎮痛剤を使い分けるようアドバイスがありました。そして，Fさんの実感を確認しながら効果のある方法を検討するように，と提案がありました。

緩和ケアチームからのアドバイスについて主治医と相談したところ，痛みの部位に応じてレスキュー・ドーズを選択できるように疼痛時の指示が変更されました。

その後，Fさんが痛みを訴えたときは，どこが痛いかとナースが必ず痛みの部位を確認し，オピオイドもしくはNSAIDsどちらのレスキュー・ドーズを使いたいかをFさんと相談するようにしました。

今後のケア

Fさんは，痛みを感じたらナースと相談しながら鎮痛剤を使用し，起き上がる

時にはギャッジベッドを利用することにより 2 つの部位の痛みへの対処ができるようになりました。ナースに伝えて対処すると楽になった体験から，その後も必要時にナースの協力を求めるようになりました。

しかし，これからも F さんの痛みや体力は日々変化して行くと思われます。引き続き，痛みや他の症状の出現状況を観察して鎮痛薬の使用方法や量，種類を適切にアセスメントすることが必要となります。また，体力の変化やセルフケアの状況を観察し，セルフケアへの援助方法を検討することも必要となります。

この事例を通して伝えたいこと

患者が痛みを訴えたときは，「では，痛み止めが出ていますので飲んでみてはいかがでしょう？」と，指示薬をすすめるのが基本と言えます。しかし，その場面で「どこがどのように痛むのか」「どのようなことに影響しているのか」とナースが患者の体験に関心を持ってアセスメントすることが大切です。

F さん場合，フィジカルアセスメントを行うことにより，前胸部のがん性疼痛と手関節の炎症の痛みとが混在する複雑な状況であったことが判明し，それぞれの痛みに対するケアの方針が見えてきました。

▶ 痛みの評価には漠然とした問いではなく，具体的な把握のための問いかけとフィジカルアセスメントにもとづく評価が重要

がんの進行による疼痛の状態は，患者さんによって様々で多様な要因による痛みが複数存在することがあります。また時間の経過で変化します。そのような複雑な体験を患者さんは，どう表現してよいかよく分からないことも多いのです。「痛みはどうですか？」と漠然とナースにたずねられると，どう答えてよいかわからないし，そうなると説明するのが面倒くさいと感じてしまうかもしれません。

ナースが患者の身体に触れ，どこがどのように痛むのかを聞きながらどのような体勢が楽かなど，詳しく観察することが患者さんの苦痛の表現を助けることにつながります。ナースの専門的な知識をもとにしたフィジカルアセスメントは，苦痛を具体的に把握し，痛みの原因を予測したり，苦痛の緩和に役立ちます。

終末期の苦痛を抱える患者さんを目の前にしたとき，「看護は何ができるのか」とか，「何もできない」といった思いに陥り，とても辛く感じるようなことは誰もが経験することです。しかし，「何かできることがあるはず」という思いに縛られた看護では，患者によりそえないように感じます。フィジカルアセスメントの手技を学び，実践してきて感じるのは，「いかに患者さんに関心を持つか」であり，「それ自体がケア」だということです。

痛みを含めて，患者さんの症状をアセスメントする際には，症状の「有無」だけに注目するのではなく，症状出現によるその人の生活の変化や不便さを捉えてアセスメントすることが重要です。それによって患者さんの苦痛を具体的に把握することができます。そこから一つでも「軽減できる苦痛は何か」を考えケアを組み立て，問題解決の手だてを見出します。このようなプロセスを丁寧に行うことが「苦痛に寄りそう」看護ケアそのものになるはずです。

Case 7

術前患者の呼吸訓練場面での フィジカルアセスメント

　手術後の患者さんは，気管内挿管の刺激によって痰の分泌が多くなります。また麻酔の影響や創痛によって呼吸運動が抑制され，換気量が少なくなるために，痰の喀出力が低下します。その結果，気道クリアランスが障害され，気道内に痰が貯留し，無気肺や肺炎などの肺合併症がおこる危険性が高まります。そのため，ナースは手術前から患者さんに呼吸訓練を行い，肺合併症を予防しなければなりません。

　術前呼吸訓練ときけば，手術を控えた患者さんに術後の排痰の方法や，腹式呼吸を中心とした有効換気量を得るための呼吸方法を説明し，実施してみるという一連の流れが頭に浮かびます。

　ここでは，肺機能がよくない愛煙家の事例を通して，フィジカルアセスメントをうまく活用しながら，必要な術前呼吸訓練をどう進めていけばよいのかを判断し，患者さんの個別性にあわせた呼吸訓練を実施する場面を紹介します。

Case 7 術前患者の呼吸訓練場面でのフィジカルアセスメント

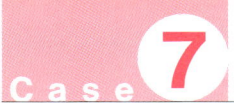

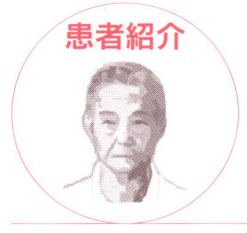

患者紹介

呼吸機能に問題のある
胆石摘出術前の患者

　Gさんは62歳の男性で，妻と二人暮らしです。胆石症と診断され，腹腔鏡下胆嚢摘出術を受けるため入院しました。Gさんは身長170.9 cm，体重76.1 kgです。

　喫煙歴が約40年と長く，今でも，1日あたり25～30本を吸っています。外来で主治医から，手術に向けて禁煙をすすめられたとき，独り言のように「今更やめないといかんのかなぁ」と言ったそうです。

　術前の肺機能検査では，％肺活量は105.9％と基準値内ですが，1秒率は71.2％とやや低く，基準値の下限に位置しています。日常生活で息切れや呼吸困難感を感じることはありませんが，時々咳が出ていました。痰は白色で粘稠だったそうです。他の術前検査に異常は認められていません。

介入の場面

　まず，呼吸訓練を始めるにあたって，今わかっている呼吸機能に関係する情報を手がかりに，フィジカルアセスメントの技術を用いながら，Gさんの呼吸機能や呼吸状態について，さらに詳しい情報を得ていきます。

▶ 3つの気がかりな情報をさらに詳しくみていく

　現在わかっている重大な情報のひとつは，1秒率が71.2％と低いことです。1秒率は70％以上が基準値ですので，Gさんは閉塞性換気障害の予備軍といえます。しかも，Gさんの場合，喫煙歴が長く，喫煙本数も多いので，肺実質が器質的に変化している可能性があります。

　2つ目の気がかりは，Gさんの手指の状態です。Gさんの手指をみると，ばち状指状の変形は見られませんでしたが，タバコの色が染み付いたのか，右手の第1関節から第2関節の辺りの皮膚が黄色くなっており，第2指と第3指の爪は茶褐色に変色しています。他の手指の爪は暗赤色で，酸素化の障害徴候ではないかとも推測されました。

■表7-1　換気機能検査の指標

項目	略号	意義
肺活量	VC	最大限に息を吸い込んだ状態から完全に息を吐き切るまでに呼出できる空気の量
％肺活量	％VC	年齢・性別・身長から計算される肺活量の予測値との比。80％未満では拘束性換気障害を疑う。
1秒量	$FEV_{1.0}$	最大限に息を吸い込んだ状態から勢いよく息を吐き出した時，1秒間に呼出できた空気の量
1秒率	$FEV_{1.0}\%$	1秒量を肺活量で割った値。70％未満では閉塞性換気障害を疑う。

3つ目の気がかりは、外来で医師から指摘されてから今まで、禁煙することができたのかという点です。

Gさんに「入院されるまで禁煙するのは大変じゃなかったですか？」と聞くと、Gさんは「先生には内緒だけど、できなかったんだよね」という返事。医師に勧められて、いったんは禁煙しようとしたそうなのですが、手術が近づくにつれて手術のことが不安になり、逆に本数が増えていってしまったそうです。今は、以前と同じように1日に約40本は吸ってしまっているとのことでした。

▶ 術後肺合併症が高いと判断

これらの情報から、Gさんは術後肺合併症を起こす危険性が一般的な人に比べて高いと予測されました。

呼吸訓練に際して行うべきフィジカルアセスメント

手術を控えたGさんの呼吸訓練に際して行うべきフィジカルアセスメントのポイントは以下の通りです。

実施すべきフィジカルアセスメント

① 呼吸状態（呼吸数と深さの異常の有無、リズムの異常の有無、努力呼吸の有無）
② 胸郭と脊椎の変形の有無
③ 呼吸に伴う胸郭の動き
④ 気道クリアランス（気管から気管分岐部にかけての呼吸音の聴取）
⑤ 肺胞部分の状態（肺胞呼吸音の聴取）

1秒率が低いGさんの場合、換気が効果的に行えていない可能性があるため、胸郭の変形および胸郭の動きに注意しなくてはいけません。吸気よりも呼気が延長していたり、胸郭が樽状に変形して呼気時に困難感がともなうようであれば、口すぼめ呼吸の練習もしておく必要があります。

また、胸郭の動きが悪く、換気が十分でないと推測される場合は、術前から、腹式呼吸の練習を十分に行い、術後の換気促進に備えておく必要があります。

一方、喫煙は痰を多くするだけでなく、気道の絨毛運動を妨げるため、喫煙歴の長いGさんの場合、気道クリアランスがすでに術前から障害されている可能性も大いに考えられます。そこで、術前の状態を把握するために、術前から聴診をして気道クリアランスの状態を確認、手術後に効果的に痰を出せるように練習をしておく必要もあります。

Case 7 術前患者の呼吸訓練場面でのフィジカルアセスメント

呼吸訓練時に行えるフィジカルアセスメントの実際・結果

■呼吸状態について聞きながら胸郭の視診・触診をする

　まず，部屋の温度に注意し，プライバシーを保護できる環境を整えます。そして，改めて呼吸に関する自覚症状についてのより詳しいインタビューを行いながら，胸郭の変形と動きに焦点を絞って視診と触診を丁寧に行います。そのあと，Gさんに合わせた術前呼吸訓練を考え，説明し，その必要性をGさん自身にも十分納得してもらってから，実際の呼吸訓練を開始します。

結果

　よく聞いてみると，咳と痰は朝起きた時，とくによく出るそうです。また，白色の痰だけでなく，黄色で粘り気の強い痰のかたまりが出ることも少なくないということでした。客観的な観察所見では，SpO_2 は 97％（基準値：97〜100％）ありますが，やや浅い呼吸で呼吸数も 19 回/分と多く，呼気がわずかに延長しています。しかし，喘鳴はなく，口すぼめ呼吸もしていません。

▶視診で胸郭の樽状変形と下部胸郭の可動性低下を認める

　次に，寒くないように配慮しつつ，パジャマの上衣を脱いでもらい胸郭を観察します。Gさんの胸郭は，予想通り，横径に比べて前後径がやや大きく，軽度ではありますが樽状変形が認められました。また，深呼吸を促しての最大吸気時にも肋間がほとんど広がらず，とくに下部では，胸郭の可動性は決してよいとは言えませんでした。また，1秒率が低いことから，吹き出しの弱い浅い呼吸様式であることが予想され，そのため残気量が増加し，下肺部での換気が障害されている可能性が推察されました。そこでGさんに，

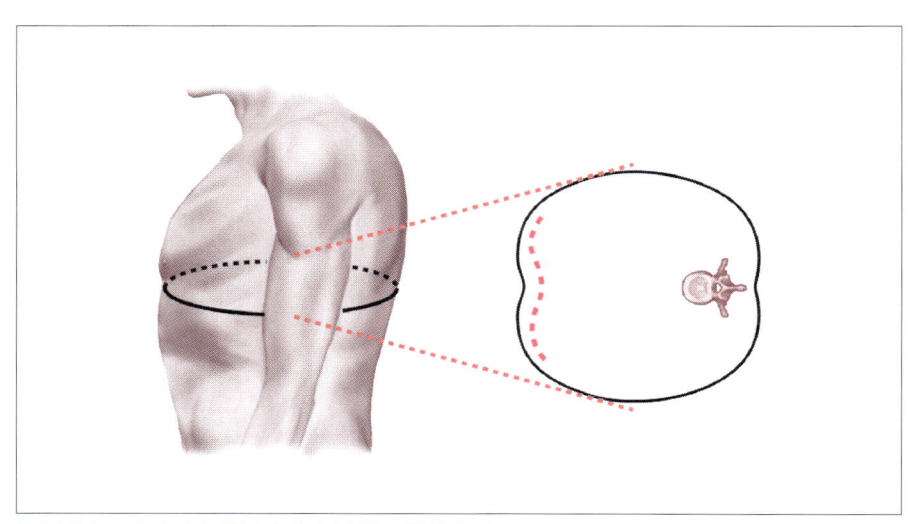

■図 7-1　Gさんに認められた胸郭の樽状変形
通常の胸郭に比べ前後径が増大している

「手術後は麻酔の影響や傷の痛みのために，肺の動きがいつもより悪くなってしまいます。そうなると，いつもは膨らんでいる肺がしぼんだままになり，酸素と二酸化炭素の交換がうまくできなくなります。しぼんだ肺は細菌やウイルスに感染しやすく，肺炎をおこす温床となります。そのため，腹式呼吸で肺を大きく膨らませて，効率よく酸素と二酸化炭素を交換できるよう練習する必要があります」と言い，続けて「良かったら，今からその練習をしてみませんか？　おなかに傷ができて痛みある手術のあとでは，そんな練習どころではなくなってしまいますからね」と伝えてみました。

　Gさんは，「うんそうだな，僕はタバコも吸っているしね」と，納得の様子。このとき，同時にフィジカルアセスメントを行うことも説明すると，Gさんは「近頃の看護師さんは身体も診てくれるのか」と意外そうな表情をしました。

■胸部を聴診し腹式呼吸の練習をする

　続いて，気道から気道分岐部にかけて狭窄音や痰の貯留音がしないかを聴診します。肺野全体の聴診では，胸郭の動きが鈍かった下肺部の呼吸音にはとくに注意して聴診します。

結果

　まず，気道クリアランスが障害されていないかどうかを調べるために，気道から気道分岐部にかけて聴診を行いました。

▶ 聴診で粘稠度の高い痰が気管支に貯留していることを確認

　すると，気道分岐部の付近で痰の貯留音が聴取されます。呼気相，吸気相の両方ともに貯留音が聞こえています。そこで，Gさんには咳払いをしてもらい，再度聴診をしましたが，それでも痰の貯留音は消失しませんでした。以上のことから，気管支にかなり粘稠度の高い痰が貯留しており，すでに気道クリアランスに問題がある可能性が高いことが推測されました。

　そこで，Gさんにも，その音を聞いてもらうことにしました。Gさんは，「ほんとだ，これが痰のたまっている音ですか？」とかなりびっくりした様子。

　次に，先ほど痰の貯留音が聞こえた気道分岐部とは別に，肺胞のガス交換の障害部分がないかを確認するために，肺野の末梢部分を聴診します。

▶ 下肺野では呼吸音が減弱している

　全体で清明な肺胞呼吸音が聴取されましたが，胸郭の動きが鈍かった下肺部では，気のせいか呼吸音がやや弱めのように感じられました。試しに深呼吸してもらうと，Gさんはうまく息が吐ききれない様子で，「そんなに長くは吐けない」と言います。

　以上のことから，やはり下肺部の換気が十分ではないと考えられました。そこでGさんに，今の状況をわかりやすい言葉で説明し，換気を促すために口すぼめ呼吸と腹式呼吸を組み合わせた練習をしてみることを提案しました。

▶ 口すぼめ呼吸と腹式呼吸の方法を教え，練習してもらう

　まず排気を促すため，口すぼめ呼吸の練習をします。口をすぼめて息の出口を狭めると，その分，呼気の圧力を高め，より容易に呼気を排出することができる

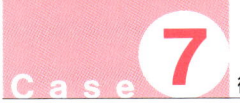

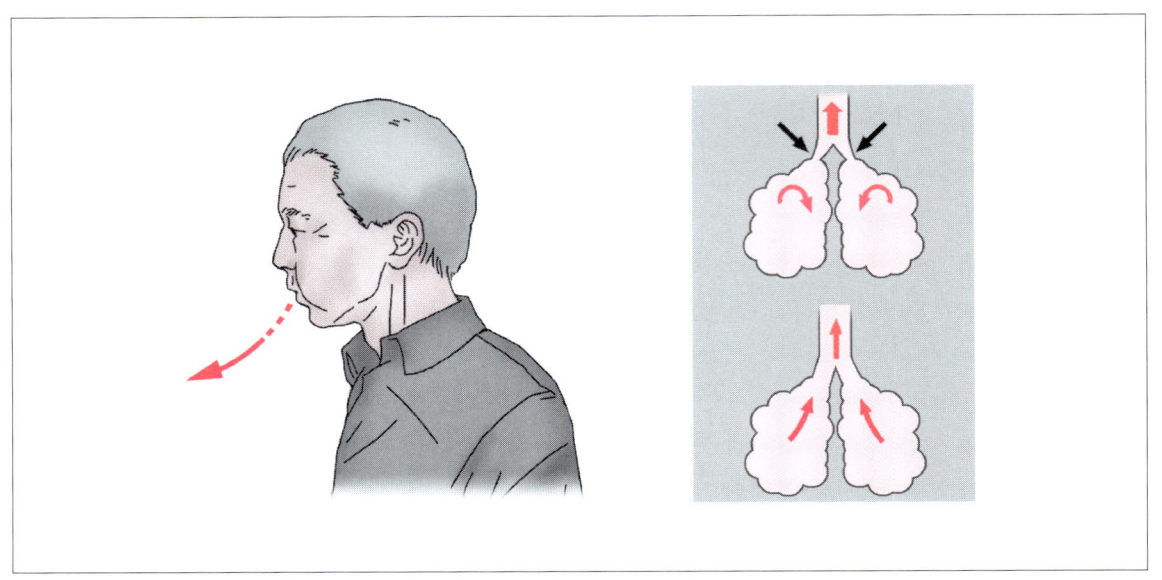

Case 7 術前患者の呼吸訓練場面でのフィジカルアセスメント

■図7-2　口すぼめ呼吸
肺気腫では普通に息を吐こうとすると右上の図のように気道虚脱がおこり，肺胞中の空気を呼出することができなくなる。口をすぼめて息をゆっくり少量ずつ吐くことによって，気道内圧が高くなり，気道の虚脱・閉塞を防ぐことができるので，細気管支からも空気が呼出されやすくなる。

という方法です。

　口すぼめ呼吸が上手にできるようになったところで，Gさんの側胸部の下肺部に，できるだけ広く包み込むような感じで軽く両手をおき，「私の手のある部分を横に大きく広げるつもりで息を吸ってきてください」と腹式呼吸を誘導します。ここでは，自分の手掌を手首の部分までぴったりとGさんの胸壁に密着させ，手のひら全体で胸郭の動きを捉えることが重要です。

　「肩に力を入れないでリラックスし，できるだけおなかの下の部分のほうにまで息を入れる感じで，ゆっくりと大きな息をしてみてください。私の手の部分に意識を集中させて，そこを横に広げるようにするとうまくいきますよ。肩を上げたり，首をすぼめたりしないように注意してください」と声をかけます。

　練習していくうちに，呼吸に伴って胸郭が十分に拡大する感じが私の両手にも伝わってくるようになりました。そこで，「これが腹式呼吸です。ご自分でも，からだのなかに十分に酸素が取り入れられたように感じませんか」と体感への注目を促し，この感覚を覚えておいてもらうよう働きかけます。Gさんは，「いつもより息がしやすいな。おなかの底まで息が入っているのがわかるような気がする」と言いました。

▶訓練結果をパルスオキシメータで確認してもらう

　腹式呼吸の練習をしただけで，SpO_2も96％から98％に上昇し，Gさんも驚いています。フィジカルアセスメントの際には，この場面のように，主観的な感覚と客観的な情報とを上手に組み合わせて，その結果を患者さんと共有できると理想的です。

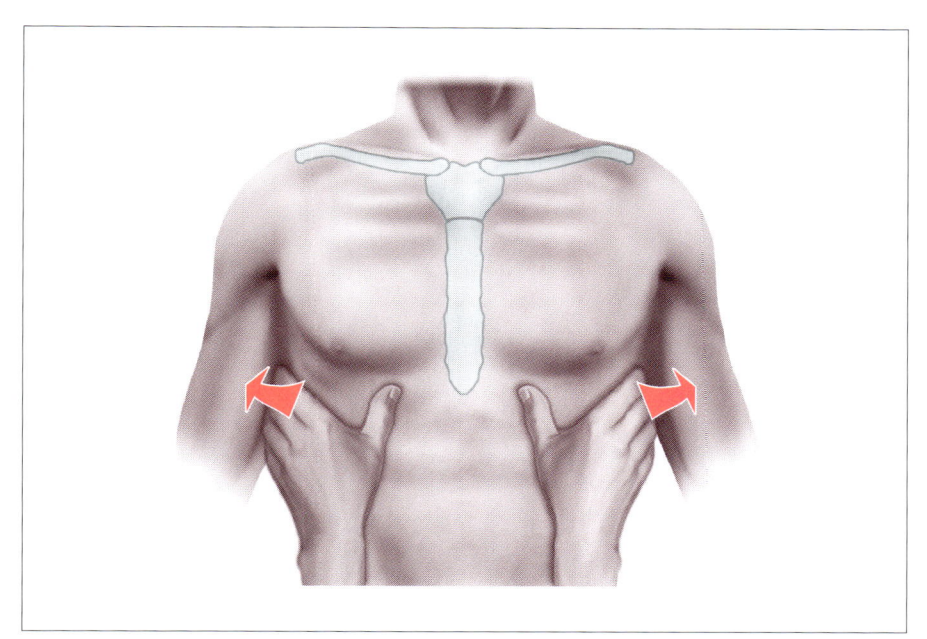

■図7-3　腹式呼吸の訓練
添えた手を横に広げるように息を吸い込んでもらう。

■痰の喀出の練習をする

　Gさんの排痰訓練への準備状態（レディネス）を確認したところで，より有効な痰の喀出方法を教えます。

結果

　まず，口すぼめ呼吸のまま息を深くしっかりと吐き切ってもらい，続けてゆっくりと深く息を吸い込み，そのまま数秒間息を止めた後，おなかの下のほうの空気を搾り出すような感じで，「おほん」という咳をしてもらいます。このとき，のどの所で咳をするのではなく，おなかの下のほうに力を入れて胸の奥の痰を搾り出すようにしてもらいます。咳とあわせて，腹圧をタイミングよくかけることが難しいので，何度か練習が必要です。同時に，傷の痛みを想定して，傷ができると予定されている部分を，両手で押さえてもらうことも教えます。

▶痰の移動を患者さんに聴診器で確かめてもらう

　腹式呼吸と喀痰の練習を行ったあと，もう一度胸部の聴診をしてみました。すると，下肺部分の音はさほど変化はありませんでしたが，気管分岐部付近で聴こえた痰の貯留音が，今度は気管分岐部より上方で，さっきより大きな音として聴取されました。

　痰が肺門を超えて気管まで上がってきたようです。痰の絡む音が大きくなったのは，気管支に貯留していた痰がより太い気管に移動し，まとまったかたまりとなって喀出しやすくなったためかもしれません。

75

Case 7 術前患者の呼吸訓練場面でのフィジカルアセスメント

そこでさっそくGさんにも，その音の違いを聞いてもらうことにしました。

「さっきはここ（気管分岐部周辺）にあった痰が，腹式呼吸の練習を一度するだけで，のどのほうにまで上がってきて，口から出やすくなっているんだね。すごいもんだね」と，Gさんもうれしそうです。

そこでよいタイミングと判断し，Gさんに「手術後は，翌日の朝までベッドに横になっていてもらわなければなりません。上を向いて寝たままでいると，いつもは知らない間に胃のほうに飲み込んで食べ物と一緒に処理されている痰が，気道という肺につながっている管のほうに流れ込んで，肺の中に溜まりやすくなります。それが肺炎などの原因になるので，そんな状況を防ぐために，手術が終わってからしばらくの間は，私たちナースがGさんの身体を横に向けたり，何度か体の位置や方向を変えたり，痰を出しやすくするお薬を吸ってもらったりして，うまく痰を出してもらうお手伝いをします。でも実は，Gさん自身の力で痰を出していただくのが一番効果的なんです。それは，腹式呼吸と痰の喀出という，Gさん自身でいつでもできる方法なんです」と，Gさんの今の状態であれば大丈夫と判断し，呼吸器合併症とその予防法を，一気に説明をしました。

▶ 術後の痛みと鎮痛薬の意味を事前に教えておく

「でも，おなかの傷が痛いんだろうな」というので，「傷の痛みには，鎮痛薬をきちんと出しますから，大丈夫です。傷の痛みは一時的なものですが，我慢する必要はありません。痛いときは，鎮痛薬を追加してもちっともかまわないのですよ。よく，痛みを我慢してしまう人がいますが，痛みを我慢して痰がうまく出せないよりも，一時的に薬を上手に使いながら，痰をしっかりと出して，肺炎をおこさないほうがよいのです」と，よく一般の人にありがちな鎮痛剤の使用に関する大きな誤解についても，説明を加えました。Gさんは，「よくわかりました。では，手術のあとの痛みは，無理して我慢する必要はないんだね。それよりも痛み止めをもらってでも，痰を出すほうが先決なんだね」と言うので，「そのとおりです。痰を出すだけでなく，昨日説明した『早期離床』のための訓練，たとえばベッドから降りてイスにすわったり，歩く練習も，痛みを我慢してするのではなく，痛み止めの薬をうまく使いながら積極的に取り組んでいってほしいことのひとつです。痛みの程度はGさんご自身にしかわからないので，我慢しないで私たちにごく小さな変化も教えてもらえれば，痛み止めの薬も有効に使うことができます。基本的な考え方は，早期離床も排痰訓練も，まったく同じですので，どうぞ痛みについてはそのように考えてください」と，排痰訓練と鎮痛薬との関係の理解をきっかけにして，昨日指導した早期離床と鎮痛薬との関係を，もう一度ここで説明して補強することができました。

さて，Gさんは喀痰の練習をしている途中で，黄色の粘稠痰をするっと喀出しました。Gさんも，「まだ手術もしてないのに，えらい簡単に出た」とすっきりした様子。手術後も今のような要領で排痰をするように伝え，「タバコを吸っている人は痰が多くなりますし，おまけに粘り気が強い痰が多いので，手術後はいまの要領でがんばって痰を出していきましょうね」と，今回のがんばりを認め，次の

がんばりを励ましました。

　するとGさんは，「タバコのせいで痰が多くなるのか。手術も人生のうちでこれっきりというわけにはいかないだろうし，やっぱりタバコはやめる必要があるかもしれないなあ」と，少しさびしそうに，しかし自分から自然に禁煙に向けた思いを発しました。

■トリフローを用いた呼吸訓練

　Gさんの疲労度と呼吸訓練へのさらなる学習に対する準備状態（レディネス）を確認したのち，トリフローを用いた呼吸訓練を実施します。

結果

　Gさんにまず声をかけます。

　「腹式呼吸とさっきの『おほん』のやり方はわかりましたね。では次に，吸った空気の量が一目でわかる道具を使ってみましょうか」

　Gさんの疲労度を心配しましたが，Gさんは疲労どころか，意欲満々でやってみると意思表示をしました。

　まずは，トリフローの吸息部を口にくわえてもらい，いつものように息を吸ってもらいます。Gさんは水色の玉を1秒間も持ち上げることができず，あれっ？と首を傾げています。

　トリフローの水色の玉を1秒間吸い上げることができるということは，約600 mLの吸気流量が見込まれるということです。したがって，Gさんの通常の吸気流量は，600 mLにも満たないということです。これはかなり問題です。

▶ トリフローで腹式呼吸の意義と換気の改善を実感

　続いて，口すぼめ呼吸で呼気を促し，腹式呼吸でトリフローを試してもらいます。過換気にならないように気をつけながら，休憩をはさんで練習するうちに，Gさんは水色の玉を2秒間静止できるようになりました。

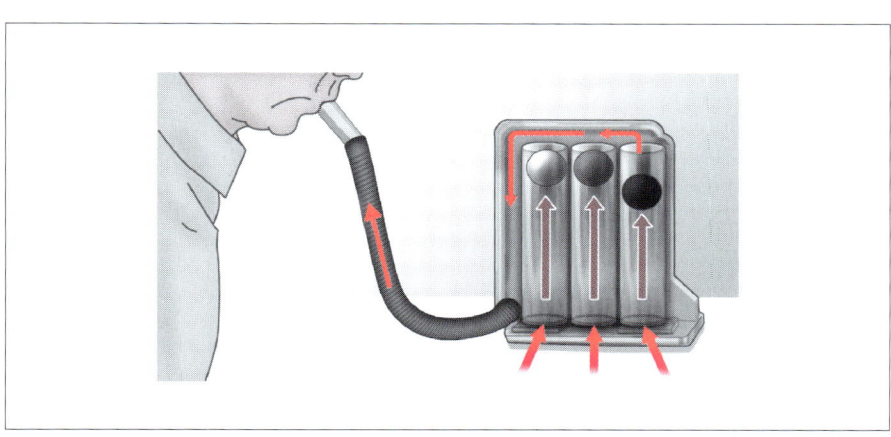

■図7-4　トリフロー
重さの異なる3つのボールが内蔵され，浮上するボールの数で吸気の強さが分かる。

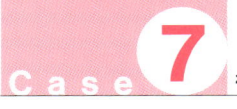

Case 7 術前患者の呼吸訓練場面でのフィジカルアセスメント

　Gさん自身も，「息の吐き方とおなかから息を吸うことで，かなり違うもんだな」と驚いた様子。腹式呼吸で換気が改善することをより実感できたようでした。
　その日の夕方，呼吸訓練についてもう一度確認するために様子を見に行くと，Gさんは「がんばってます」と意欲満々の様子ですが，どうしても自分ひとりでは，腹式呼吸がうまくいかないということでした。そこで，Gさんの側胸部にも一度手掌をしっかりと密着させ，腹式呼吸の練習を行ったところ，先ほどのように胸郭が左右にしっかりと動き，その感覚をGさんも体感できたようでした。
　このように，呼吸訓練の指導は，一度でうまく行くわけではありません。
　「これで手術後も大丈夫ですかね。もしまたわかりにくいところが出てきたら，いつでも声をかけてくださいね」と励ますと，Gさんは「ありがとう」とにっこりされました。

今後のケア

　手術は無事終了しましたが，術後は予想通り痰が多く，常に痰が絡んでいるような状態でした。そこで，疼痛コントロールに注意しつつ腹式呼吸を行うように声をかけたり，ネブライザーによる吸入を適宜実施し，排痰を促しました。Gさんがその必要性を十分に理解できており，頑張って排痰してくれたこともあり，何とか肺合併症をおこさずに経過しました。

▶ 今後の禁煙に向けた指導も大切

　今回は侵襲の少ない手術でしたが，喫煙歴が長く痰の粘稠度が強い患者さんでは，もっと大きな手術であれば肺合併症をおこしていたかもしれません。Gさんも「痰が多くて大変だった」と，今回の経験を通して禁煙の必要性をさらに実感した様子でした。
　Gさん自身のこの気づきをよい契機に，今後は，喫煙の弊害が術後の呼吸器合併症だけにとどまらないことを退院前の退院指導でも詳しく説明していくつもりです。また，今ではごく一般的になってきた禁煙外来の存在も伝えておくべき大事な情報です。禁煙のための自助グループの活動やサポートシステムがあることも知っておくと役立つでしょう。禁煙パッチなどの薬剤も保険で認められていることなども，伝えて行くつもりです。
　Gさんが通院しやすい病院のうち，きちんとした禁煙指導をしている病院を調べ，Gさんにその概要も含めて紹介することも，院内の外科ナースの提供する看護としては大切なことです。

この事例を通して伝えたいこと

　腹腔鏡下胆嚢摘出術を受けた患者さんは，順調に経過すれば，術後1日目から歩行できます。そのため，多くの医療者にとって腹腔鏡下胆嚢摘出術は，侵襲の少ない手術であるという印象をもってしまいがちです。もしかすると呼吸訓練の

必要性に関しても認識が低くなりがちかもしれません。

　呼吸訓練をするにあたっては，術式や手術侵襲の大きさは重要な要因の1つです。しかし，患者さんの生活全体を見通せば，それだけでは決められない呼吸訓練の意義が明らかになるはずです。

　この事例では，呼吸音についてのフィジカルアセスメントの結果を患者さんと共有したことが，患者さん自身の排痰や禁煙への動機づけを強化し，禁煙の必要性を気づかせるきっかけとなりました。また，その結果を患者さんとうまく共有することで，呼吸訓練の必要性だけでなく，早期離床や鎮痛薬の使用の仕方も知ってもらうよい機会となりました。

　Gさんの例ようにうまくいけば，フィジカルアセスメント技術の活用は，禁煙という，もっと人生の先を見越した健康行動の変容にまで発展させる契機にもなりえます。

　これらは，術後の順調な回復のために欠かすことのできない重要なプロセスであり，またその人自身が一生のなかで経験する健康問題全般にかかわる重要なきっかけを提供する絶好のチャンスになるかもしれないのです。

Case 8 糖尿病の患者教育に活かすフィジカルアセスメント

　今や成人の6人に1人が糖尿病か糖尿病予備軍という時代になりました。糖尿病の合併症をおこすと感覚鈍麻，視力障害，透析治療などで自分の思うような生活がしづらくなります。糖尿病を患っていても合併症の進行を防ぎ，自分なりの人生を全うできるよう支援するのがナースの役割でもあります。しかし，糖尿病患者さんの多くは未治療といわれています。治療していても教育を受けていない患者さんの割合も高いのが実情です。

　そこで，ここではナースが短時間でできるフットケアの患者教育を紹介します。糖尿病性腎症や網膜症の検査は医師の指示や特別な医療機器が必要になります。しかし，神経障害は，フィジカルアセスメントでも調べることができます。足病変のリスクも分かります。

　フィジカルアセスメントは，血糖測定のようにモニタリングの方法のひとつとして患者さんが身につけておくと，自分の体に関心が持てるようになり，患者教育に有効です。患者教育は時間をとって説明することも大切ですが，患者さんが自分の病状や治療に関心をもったその時に，短時間でも関わることができたら，すっと知識が頭に入り行動を変えるきっかけになるのです。

Case 8 糖尿病の患者教育に活かすフィジカルアセスメント

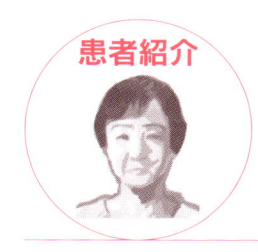

患者紹介

直腸がんの術後検診で入院の糖尿病患者

　Hさんは，58歳の女性で事務をしています。病院から35km離れた山間部に住んでおり，現在7人暮らし(長男夫婦，次男，孫，姑)です。

　10年前に糖尿病と診断され栄養指導をうけ食事療法を開始しました。運動療法は仕事や家事，姑の介護が忙しく行っていません。6年前から薬物療法が開始になりました。5年前に便秘，出血があり直腸がんと診断され，腫瘍摘出術，リンパ隔清，人工肛門造設術を受けています。

　現在，排便コントロールはよく，パウチ周囲のスキントラブルもありません。パウチをつけた生活にも慣れたそうです。定期検査(大腸ファイバー，腹部エコー，造影CTなど)時は，検査の疲労感が強いことや下剤服用後に公共の交通機関を利用するのは怖いと，いつも1泊入院しています。

　今回は術後5年たっており，ご本人にとっても節目の検査入院です。術後はHbA1c 5.8％前後と血糖コントロールがよかったため，薬物療法は中止となりました。しかし，入院前の検査では6.8％になっており，入院中に栄養指導も予定されています。

介入の場面

　部屋を訪室すると，Hさんが話しかけて来ました。
　「さっき隣の部屋の人と話をしていたら，糖尿病で足がしびれて歩きにくいって言っていてね。はじめは足先が冷えるくらいだったそうなの。私も足が冷たい気がするんですけど…。急に心配になってきて，大丈夫でしょうかね。最近太ってしまって，血糖も高いらしいし」と不安そうな顔つきです。
　Hさんの言葉をよい機会ととらえ，それをきっかけにまずは下肢と足の状態に関していくつか質問をし，観察をしようと思います。

下肢の神経障害・足病変のチェックに必要なフィジカルアセスメント

　フィジカルアセスメントで，Hさんの下肢の神経障害や足病変をチェックするのに必要なポイントは以下の①〜⑦です。

実施すべきフィジカルアセスメント

皮膚病変の例：発赤，湿潤，亀裂，胼胝，鶏眼，白癬，びらん，潰瘍など ▶

① 皮膚と爪の状態(皮膚色，乾燥，皮膚病変，爪病変)
② 動脈の状態(触知，リズム，張り)

爪病変の例:陥入爪,爪白▶
癬,爪周囲炎など

③ 末梢循環不全の徴候(皮膚温,チアノーゼ)
④ 浮腫の有無
⑤ 下肢の静脈瘤の有無
⑥ 骨格の状態
⑦ 神経障害の有無(温度覚,触覚,痛覚,位置覚,腱反射)

　　Hさんは術後約4年。血糖コントロールが良かったことや喫煙歴がないので下肢の神経障害はあっても軽度だと予測されます。不安を募らせないように質問をしてから下肢の状態をみせてもらおうと思います。足病変を予防するための知識があるか確認して,神経障害や血流障害,変形,皮膚病変,感染など足病変のリスクを確認しようと思います。

糖尿病合併症に対する患者▶
の認識を確認してみる

　　まず,足の冷たさ以外に自分でどこか気になることがあるかを聞くと「ちょっと外反母趾みたいで,たこができています」との返事。さらに,足の手入れが大切だという話を聞いたり,読んだことがあるかをたずねると,「足が腐ってきて切断することがあると聞いたことがあります。糖尿病だとすぐ化膿してしまうんですよね」と心配な様子。
　　「ほかに何かご存知ですか?」と聞くと,「…。気にしてなかったので…」と自信のない返事。状態を確認するため詳しく観察させていただくことを伝えます。
　　「気にしてないと覚えてないものですよね。糖尿病でも血糖がよければすぐ化膿しませんよ。動脈硬化で血行が悪かったり,血糖が高い状態だと化膿しやすいです。足を見せていただきながら,足の神経や血行の状態も確認させていただきますね。では,足を見せてもらえますか。ベッドに座って足を伸ばしておいてください。私は道具(打腱器・蒸しタオル・濡らしただけのタオル)を取ってきます」

フィジカルアセスメントの実際

何を調べるかを説明しなが▶
ら,まず下腿の触診を行う

　　足に胼胝(べんち)があるそうです。ふだんどのような靴を履いているのか気になります。多くの女性は,他人に足を見られることを恥ずかしく思います。視診から行うと羞恥心を感じさせてしまう恐れがあるので,下腿の触診から行います。そして,視診は触診を行いながら実施します。
　　Hさん自身が自分の足に関心をもってもらえるよう,また,触診の時にはHさんにも調べていることがらが理解できるよう,説明しながら行います。一度では無理かもしれませんが,何度かくり返すうちにナースがいなくてもHさんが自分で観察できるようになることを目標にします。

■視診で確認すること

　　以下の3点の視診と臭いの確認をします。結果は最後に示します。

Case 8 糖尿病の患者教育に活かすフィジカルアセスメント

① 皮膚と爪の状態（皮膚色，乾燥，皮膚病変，爪病変）
② 骨格の状態（外反母趾，拘縮など変形の有無）
③ 下肢の静脈瘤の有無

■触診で確認すること

触診では，以下の4点を確認します。

① 浮腫の有無
② 動脈の状態（触知，リズム，張り）
③ 末梢循環不全の徴候（皮膚温，チアノーゼ）
④ 神経障害の有無（温度覚，触覚，痛覚，位置覚，腱反射）

浮腫の有無を確認する▶　まず浮腫の有無から診て行きます。

「むくみ（浮腫）を診ますね。足の甲（足背）やすね（脛骨前面）を10秒圧迫します。表面がくぼんだままならむくみがあります。むくみはありませんね。夕方によく足がむくむことがありますが，翌朝治っていたら大丈夫です。腎症が進んで体に水分がたまっておきる場合があります。むくみがひどくなると足だけではなく全身におきます。水分の重力のため，下になっている部分によく出ます。足のむくみが翌朝も治らないか，全身がむくんで急に体重がふえるようなら診察を受けて

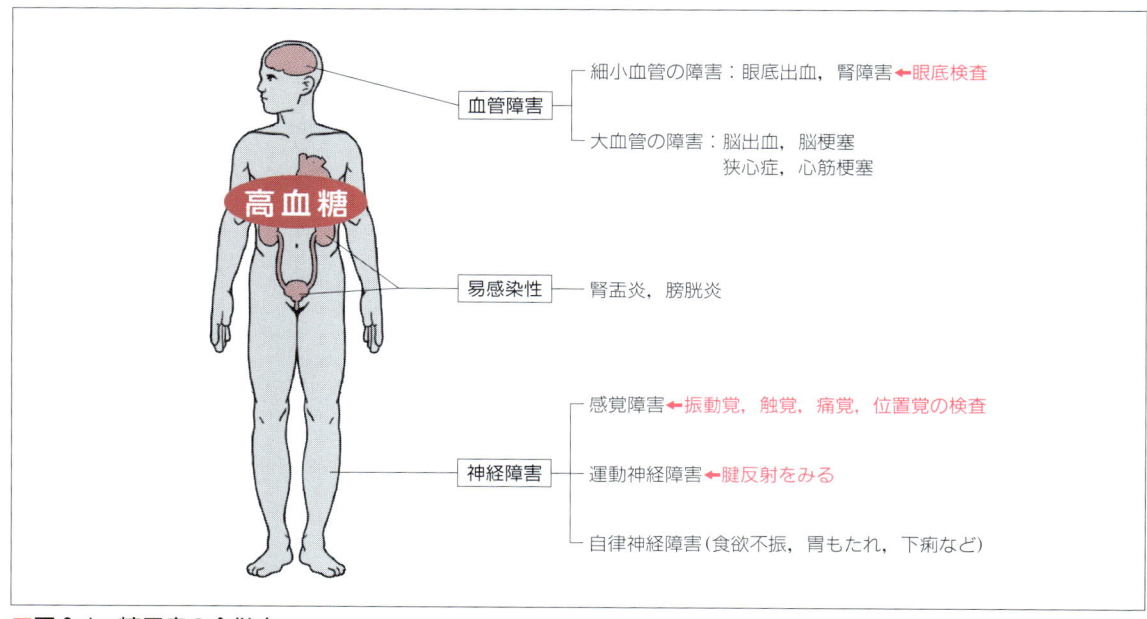

■図8-1　糖尿病の合併症

- 血管障害
  - 細小血管の障害：眼底出血，腎障害←眼底検査
  - 大血管の障害：脳出血，脳梗塞
    狭心症，心筋梗塞
- 易感染性
  - 腎盂炎，膀胱炎
- 神経障害
  - 感覚障害←振動覚，触覚，痛覚，位置覚の検査
  - 運動神経障害←腱反射をみる
  - 自律神経障害（食欲不振，胃もたれ，下痢など）

高血糖

下さい」

　アセスメントの結果，足背と脛骨前面に浮腫はなく，圧迫した感触に左右差をみとめませんでした。

　次いで動脈の状態（触知，リズム，張り）を確認します。

▶ 動脈硬化の状態を血行から確認する

　「糖尿病のため動脈硬化が進んで血行が悪くなってないか調べます。今，動脈（足背動脈）を触っています。この動脈はHさんも上手に触れると思います。強く脈を感じるので血行がよい証拠です。リズムも規則的ですよ。糖尿病やタバコのせいで動脈硬化がおきていると，触れにくかったり，右左の強さがちがう場合があります。内側の踝（後脛骨動脈）や膝の裏（膝窩動脈），脚の付け根にも動脈（大腿動脈）があるんですよ。触って確認しますね」

　アセスメントの結果は，足背動脈と後脛骨動脈，膝窩動脈，大腿動脈を触知し，左右差なく緊張度も良好でした。

▶ 末梢循環不全の徴候を調べる

　次は末梢循環不全の徴候（皮膚温，チアノーゼ）のアセスメントです。

　「小さな血管の血行を調べますね。糖尿病の人は大きな血管だけでなく小さな血管にも動脈硬化がおこりやすいんですよね。小さい血管の血行が悪いと，冷えたり，皮膚が白や紫色になったりします。血糖が高いと白血球の働きが弱まるので細菌も増殖しやすく，動脈硬化症で血行が悪いと白血球や薬が到着するのに時間が

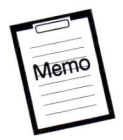

> **Memo**
>
> ## 毛細血管再充満時間測定の意義
>
> 　毛細血管再充満時間（capillary refill time）とは，足や手の指の爪床を指で圧迫した後，指を離し，蒼白化した爪の先に血流が戻ってくるまでの時間を測るもの。CRTと略称されます。カルペニートの「看護診断ハンドブック」（第9版，2011，医学書院）には，「NANDA-I看護診断　定義と分類2009-2011」（2009，医学書院）と同様に，『非効果的末梢（血管）組織循環』という診断名が掲げられて，診断指標の必須データとしてカルペニートはNANDA-Iにはみられない［毛細血管再充満時間が3秒以上（動脈性）］という項目を掲げています。また，関連因子には糖尿病があげられており，本例のような患者に対して毛細血管再充満時間を測定することを推奨しているように思えます。
>
> 　しかし，CRTは大出血やショック，脱水などで全身の循環状態が危機的な状況にある場合に，その程度を末梢循環から推定するために用いられる簡便な方法とされています。よく用いられるのは，大規模災害などでのトリアージです。CRT≧2秒であればT1（直ちに救命処置を要する負傷者），CRT＜2秒であればT2（2～4時間以内に外科的または内科的処置を要する負傷者）として対応します。また，成人に比べて水分比率の高い小児の脱水症の判定にも有用とされています。とはいえ，成人の脱水症の判定や循環血液量減少を推定する指標としては，皮膚のツルゴールと同様に診断的価値がないとされています（JAMA　1999 Nov 10; 282(18): 1011-9）。また，高齢者では単に寒冷によって蒼白化した爪をした患者さんも多く，温めることで血行が改善することも良く経験するところです。したがって，本例のように脱水も出血（失血）もなく，全身の循環が確保されていると思える患者において，糖尿病にともなう末梢循環状態を知るための方法としてCRTを用いて判定するのが適当かどうかは，議論のあるところです。

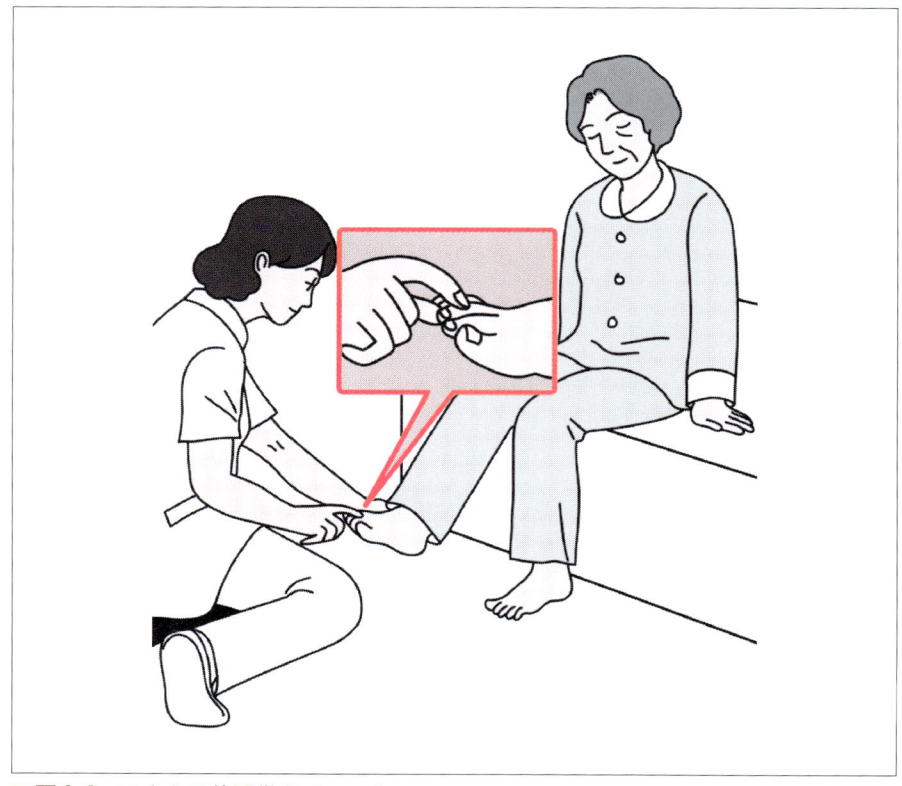

■図8-2　Hさんの位置覚のチェック
目をつぶったHさんの足の指に触れて、どの指に触れているかを当ててもらう。

かかります。だから血糖の高い人は傷が治りにくいとか化膿しやすいと言われます。足先はちょっと冷たいですね」

アセスメントの結果は両足先に冷感あり，皮膚色の異常はみとめませんでした。

> 神経障害の有無を足を使って調べる

最後に神経障害の有無（温度覚，触覚，痛覚，位置覚，腱反射）を調べます。足の感覚神経について調べることを告げ，目をとじてもらいます。

「どんな感じがするか教えて下さいね」といいながら，痛覚のチェックを行います。打腱器の柄の先端を足に当ててみると，尖った感じと返事がありました。「次は温かいか冷たいかを教えてください」といい，表在知覚である温度覚のチェックを行います。温かくしたタオルと濡らしただけのタオルを足に当てると正答が返ってきました。

次いで深部知覚と位置覚のチェックです。

「私が足の趾を触りますのでどの趾を触ったか教えて下さい」と言って，右足は第2，第5趾を，左足は第1と第3，第5趾を触れ，Hさんに答えてもらいます。結果は，すべて正解で感覚神経に異常はありませんでした。

最後に運動神経の検査です。

「横になっていただけますか。膝（の下）をこれ（打腱器）で軽く叩きますので力を

抜いてくださいね。膝蓋腱反射はありますね。アキレス腱反射を診ますね。（アキレス腱を打腱器で叩くと）反射がありました。両方とも左右差もなく適度な強さですね。運動神経に障害が起きていると反射が弱くなったり，なくなったりします」

アセスメントの結果，両足とも温度覚に異常をみとめず，位置覚も正常でした。また膝蓋腱反射とアキレス腱反射も両足とも正常でした。

触診の間に行った視診の結果

足全体が乾燥しています。両足に軽度の外反母趾があり，右足第一趾外側に直径1cm大の胼胝を認めます。両膝の内側から後ろに静脈瘤があります。痛みはないそうです。白癬など皮膚の異常は認めません。

アセスメントの結果説明（足壊疽予防のための患者教育）と今後のケア

Hさんには下肢の神経障害があるとは言えない状態でした。足病変のリスクは外反母趾と胼胝，皮膚の乾燥でした。アセスメントの結果をふまえ，Hさんには以下のような説明をしました。

▶ 外反母趾と胼胝からの足の潰瘍発生，壊疽への進展を注意

「足の冷たい感じは，寒くて血行が悪いためか神経障害によるのかはっきりわかりませんが，神経障害によくある症状ではありますね。今後の生活のなかで，まわりの温度によって足の冷たい感じが変化するかどうかを確認して，その結果を教えてください。しびれなどの症状が出てくるかどうかにも注意しておいてください。足の乾燥は年相応だと思います。自律神経が障害されると汗をかきにくくなり乾燥します。よく歩いても足が乾燥しているなら神経障害のためかもしれません。乾燥していると皮膚が傷つきやすく，細菌が入り込むのでクリームで保湿した方がいいと思います。神経障害がある方は感覚が鈍くなることがよくあります。そうすると傷があっても気がつかず細菌が入って化膿することがあります。お風呂に入ったときやクリームをつけるときによく見ておけば大丈夫ですよ。それから，血行には問題はなかったですね。気になるのは，外反母趾と胼胝（たこ）です。外反母趾や胼胝があると靴で圧迫されて潰瘍をおこします。悪化すると壊疽になることがあります。一度皮膚科で治療された方がよいと思います。ふだんはどんな靴を履いていらっしゃいますか。（仕事中はパンプスと返事がある）これからは，つま先に余裕のある靴を選ばれた方がいいと思います。57年間Hさんを支えてきてくれた大事な足なのでこれからは労わってあげてください。一度に説明したので分かりにくかったかもしれませんね。わかりにくかったことは…。またいつでも聞いてくださいね」

■説明したことをパンフレットにして渡す

説明を聞いたときは分かった感じがしていても忘れてしまうこともよくありま

す。視覚で訴えることも必要なのでパンフレットを渡して見てもらおうと思います。また，医師による合併症の検査を受けていないので主治医へ連絡し，外来で受けられるようにコンサルトしてみます。

　午後から栄養指導を受けたHさんと少し話をする時間がありました。術後は脂肪分の多いものを食べると下痢気味になったが，2年目から便通調整が上手になり好きな甘いものを食べられるようになったそうです。体重が増えても，元々肥満だったので，がんになる前の自分に戻ったような感覚であまり気にしていなかったということでした。HbA1cの値が高いことを考えると，今後は改善の余地がありそうですが，栄養に関しては管理栄養士とも情報を共有しながらもっとアセスメントを深めてから介入を計画したいと思います。今は孫の成長が楽しみだとおっしゃったので，「お孫さんもおばあさんが元気でいてくださると喜ばれますね」と声をかけました。

この事例を通して伝えたいこと

　Hさんのように合併症が気になっている時は行動を変えるチャンスです。ナースがそれを見逃さずサポートすれば行動変容を助けられることがあるはずです。そういう時にナースがフィジカルアセスメントについてきちんと知っていると，患者さんにとって役に立つ患者教育ができるのではないかと思います。

　「糖尿病の主治医は患者さん本人」とよく言われます。食事療法や運動療法，インスリン注射に血糖測定などすべて自分自身で行うからです。つまり，糖尿病とうまく付き合っていくためには患者さん自身のセルフケア能力が問われるのです。

　セルフケア能力の基盤となるのは自分の体の調子を感知し，その状態を観察する能力です。患者さんは，その観察結果を受診した際に的確に医療者に伝えなければなりません。

　フィジカルアセスメントを患者さんにもわかりやすく説明しながらていねいに行っていくことの一番のメリットは，患者さん自身で詳しい観察ができるようになることです。その結果，自覚症状に乏しいといわれる糖尿病患者さんでも，異常を発見しやすくなり，対処が早くできるようになることが期待されます。その意味で，患者さんのセルフケア能力を高めるためにも，ナースのフィジカルアセスメントが重要なカギとなるのです。

　また，ナースの手が触れるケア，例えば清拭やフットケアは自分の体を大切にされている感じを患者さんに与えることができますが，フィジカルアセスメントも同じ力をもっています。フィジカルアセスメントをていねいにしていると，時々「よく診てくれてありがとう」と言われることがあります。今まで忙しくて自分の健康は後回しだった患者さんも自分の体を労わるきっかけになり，行動を変えるチャンスがそこにあると思っています。

Case 9
在宅酸素療法をしている患者への フィジカルアセスメント

　訪問看護では，限られた時間の中で観察を行い，ケアを提供しています。対象患者は高齢者が多く，複数の疾患に罹患し，ADLの低下が認められる場合が多々あります。それに加えてコミュニケーションが取りにくく，訴えがはっきりしないこともよくあります。観察をしていて判断に困った場合でも，施設看護と異なり，他のスタッフに意見を聞くことも医師に相談することもできない状況にあります。そして，異常を見過ごすと次の訪問までに病状が悪化してしまいます。そのような理由から訪問ナースは，患者さんの病状や身体機能を的確に把握し，生活上の些細な変化にも関心を向け，健康問題を発見し，プランニングし，評価をするために，フィジカルアセスメントの力をつけておく必要があります。

　ここでは慢性肺気腫で在宅酸素療法(以下HOTと略す)をしている患者さんの訪問看護時に病状の変化に気づき，対処した場面を紹介します。

Case 9 在宅酸素療法をしている患者へのフィジカルアセスメント

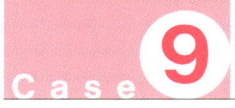

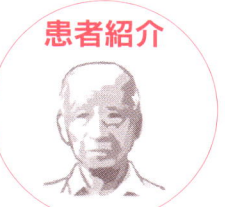

患者紹介

肺気腫から心不全を合併した在宅療養の患者

　Ｉさんは85歳の男性で妻と長男夫婦の4人暮らしです。口数が少なく物静かな印象の方です。

　3年前に顔面と下肢の浮腫に家族が気づき緊急入院しました。その時，ルームエアでの動脈酸素飽和度（以下SpO$_2$）は70％台でしたが，慢性的に低酸素だったらしく歩行時に息切れがする程度で安静時に呼吸苦はありませんでした。すぐに酸素が1L/分開始され，SpO$_2$は96％にまで回復しました。診察の結果，慢性肺気腫があるため肺高血圧で右心負荷が増大し，心不全となり浮腫が出現したと診断されました。治療として利尿剤の内服が開始され，5日後には浮腫が消失し心不全は軽快して2週間後に退院となりました。退院時に慢性肺気腫に対してHOT（在宅酸素療法）が開始されました。

　入院前のＩさんは，動作は緩慢でしたが家庭菜園を楽しみADLは自立し，認知症の症状もありませんでした。しかし，入院中の安静をきっかけにADLが低下し，時々物忘れがおこるようになり，軽い認知症と診断されて介護保険を申請しました。要介護3の認定を受け，退院後Ｉさんは，身体観察と清潔ケアの目的で訪問看護（週に1回）とデイサービス（週に2回）を利用することにしました。排泄セルフケアは自立していますが，前立腺肥大があり，頻尿で時々失禁するので尿とりパットを使用しています。HOTによる身体的な制約もあって，入院前のADLのレベルまで回復することは難しい状況でした。

▶ 要介護3は，身の回りの世話，立ち上がりなどの複雑な動作，排泄などが一人でできなかったり，問題行動や理解の低下を認め，日常生活の全般に全面的な介助と見守りが必要な状態

　ここ1ヵ月，Ｉさんは，両足から下腿に浮腫が出現して歩きにくく，部屋にこもっています。トイレにも行かず，失禁することが多くなりました。食事も家族が呼びに行かないと食べに来られないし欠食することもあるそうです。食事摂取量も減少し，次第に物忘れも多くなっています。曜日もよくまちがえ，見当識障害も出てきました。

介入の場面

▶ 浮腫が局所的なものか全身的なものかを確認

　今日は久しぶりにＩさんの訪問看護にうかがいました。前回までのナースの記録を読み，浮腫の状態が気になり，心不全をはじめとする全身状態の悪化がないか心配になりました。基礎疾患である慢性肺気腫による低酸素血症の影響のほか，認知症の状態，摂食や排泄のセルフケアレベル，食事摂取量，転倒して外傷がないかといった点も気になっています。少なくともこれらのことに関して，別のナースが訪問した先週の状態と比較しどうなっているのかフィジカルアセスメントをする必要があります。

浮腫は本当に局所性のものでしょうか。心不全や低栄養，肝臓や腎機能の低下などによる全身性の可能性が考えられます。摂食や排泄のセルフケアレベルが低下したのであれば，歩行困難や認知症の進行との関連についても確認が必要です。食事摂取量が減少した原因は何でしょうか。心不全の再燃でしょうか。排便パターン，口腔内の状態，嚥下機能，精神状態が関係していないかもアセスメントしていきます。また，歩きづらいために転倒した場合には高齢者によく見られる大腿骨の骨折などのリスクも高く，転倒予防策が十分かどうかも判断しておく必要があります。

　もともとIさんは訴えが少ない方ですし，認知症もあります。インタビューをして主観的情報を得ることも大切ですが，フィジカルイグザミネーションでしっかりとした客観的情報を得る必要があります。そのほかに，身なりやベッドの周囲，部屋の様子などに変化がないかどうかも重要です。

　部屋に入るとIさんは酸素カニューレを鼻にあてベッドで仰臥位の状態で寝ていました。浮腫で大きくなった足がすぐ眼に止まります。以前より全体に太ったようで，活気がなく弱々しい印象を受けたため，まずは念入りに観察してから，清潔ケアの方法を考えようと思っています。

久しぶりの訪問看護時に行うフィジカルアセスメント

　最初に全身の概観を把握し，身体症状に変化があった場合はさらに詳しくインタビューやフィジカルアセスメントを行っていきます。

■全身の概観を把握するためのフィジカルアセスメント

　まずご挨拶をして服を脱いでも寒くないように部屋の温度を調整します。そしてIさんに以下に挙げた項目を押さえながらインタビューをします。ゆっくりであればご自身の身体や生活に関する認識についても話すことができるので，できるだけIさんに自由に話してもらおうと思っています。同時にバイタルサインの測定や全身の概観(以下に挙げた項目)を観察します。この時，Iさんの表情や動作，しゃべり方や口調，身なりや服装，ベッド周りや部屋の状態，臭気にも注目します。

　インタビューすべき内容としては，以下の項目があげられます。

1) 身体の調子はどうか
2) 息切れや疲労感はどうか
3) 歩行状況はどうか
4) 転倒しそうになったり，転倒したことがないか
5) 気分はどうか
6) 夜間睡眠がとれているか

Case 9 在宅酸素療法をしている患者へのフィジカルアセスメント

7) 食欲がありおいしく食べられているか，食事量に変動はないか，水分摂取はどうか
8) 排尿や排便の状況はどうか

これを踏まえて，フィジカルアセスメントで観察のポイントとしてあげられるのは，以下の点です。

実施すべきフィジカルアセスメント

① バイタルサイン
② 意識状態
③ 精神状態
④ 呼吸状態
⑤ 栄養状態
⑥ 衛生状態
⑦ 皮膚や爪の状態
⑧ コミュニケーションの状態
⑨ 日常生活活動の制限

結果

　Iさんはベッドで仰臥位になったまま話をしていました。意識は清明で，表情は淡々としています。私の質問に対し，答えるまで時間がかかりますがコミュニケーションの状態はそれほど以前と変わりありません。インタビューで身体の調子についてたずねると「歩かれんでなぁ。……。酸素を吸っていれば息は苦しくないけれども足が腫れてしまって…」と話し，浮腫が強くて歩行しにくいと自覚しています。

　手背は検脈の時に圧迫してみましたが，浮腫はありませんでした。眼瞼の浮腫は，はっきりしませんが顔面の皺が減っていて，以前よりむくんでいる感じがします。下腿だけの局所性の浮腫ではなさそうです。皮膚は乾燥し，指の爪はばち状指です。胸部の聴診は腹部とともにのちほど行います。

　息切れや疲労感の自覚はなく，転倒に関しては「大丈夫」と言っています。しかし，浮腫が強く足関節の可動性が制限されているように見えます。ベッドから立ち上がれるのか心配になったので，後で立位をうながして確認しようと思います。睡眠はとれており，気分については「なんともない」と落ち込んでいるようには見えないものの，以前より活気がありません。

▶ 訪問看護ではベッド回りの様子にも細心の注意を向ける

　食事は，「三食ちゃんと食べていると思うけどな。…どうだったかな」と曖昧で，水分摂取量についてもはっきりしませんでした。枕元には乾燥し固くなった菓子パンがいくつも置いてあります。以前は菓子パンをみることはあっても，乾燥す

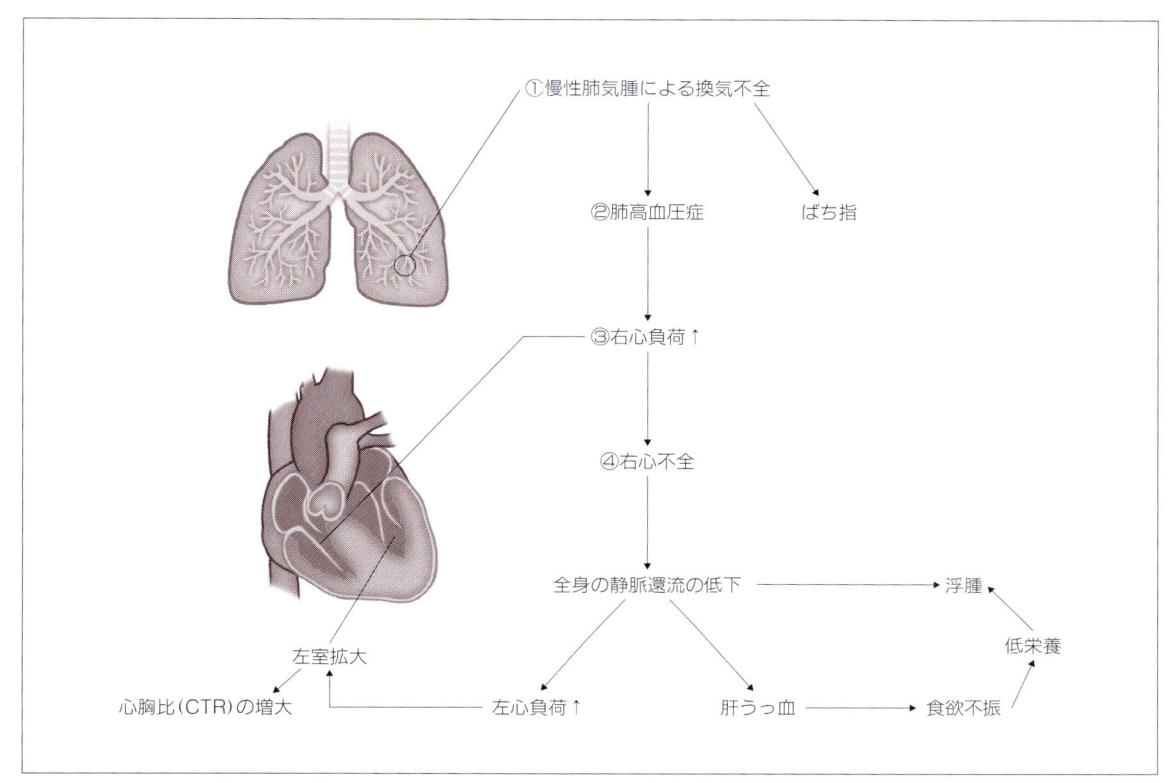

■図9-1 Iさんの病態マップ

①慢性肺気腫による換気不全
②肺高血圧症
ばち指
③右心負荷↑
④右心不全
全身の静脈還流の低下
浮腫
低栄養
左室拡大
心胸比(CTR)の増大
左心負荷↑
肝うっ血
食欲不振

るまで置いていることはありませんでした。聞いてみると食欲が低下しているとのこと。もともと痩せていて，その上，現在浮腫があり，体型から栄養状態をうかがい知ることはできません。でも低栄養により浮腫がおきている可能性も否定できない現状では，定期受診の際の採血結果が頼りです。排便は毎日あると言っていますが，排尿はいつ行ったか覚えていないようです。

答えが曖昧なものも多く，さりげなくデイサービスに行く曜日をたずねてみましたが，まちがった答えが返ってきました。以前の訪問時にはラジオを聞いていましたが，今日はラジオがついておらず，聞きたくないと言います。1日中ベッドで過ごし刺激のない生活になっている様子です。表情や口調，会話の内容から考えると，前回訪問した時よりも認知症が進んでいるように思われます。

▶ 衣類の尿汚染はないのに尿臭がある

顔には眼脂がついており，髭は伸び，義歯の汚染がひどく口臭がします。着衣にも食べこぼしの汚れがあります。尿臭がしますが，見たところ衣服の尿汚染はなさそうです。ベッドの上には鼻をかんだり，痰を出したティッシュペーパーが散乱し，ベッドの下にも落ちています。ゴミ箱の中を見ると使用済みの尿とりパットが入っていました。尿臭の原因はこれでした。

身体を動かすのが大変なのか聞くと，「歩くのが面倒で面倒で。横になっているのが一番楽で…」と話し，寝たまま尿取りパットを替えることもあるそうです。

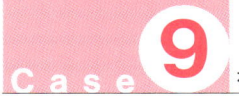

整容行為や清潔行為，排泄行為のセルフケアレベル低下は活動耐性が低下しているためのようです。

バイタルサインは，体温 36.6℃，脈拍 89 回/分，橈骨動脈は適度な緊張度があり，リズム不整はありません。血圧 136/74 mmHg（左腕），呼吸数 33 回/分，SpO_2 95％です。湿性咳嗽があり，時々痰を喀出します。喘鳴は以前と同様で少しあります。

> 認知症の進行か基礎疾患の悪化かは見きわめにくいことが多い

インタビューをしながらバイタルサインを測定し，全身の概観や身なり，部屋の様子を観察した結果，I さんは活動耐性低下をおこしており，そのことにより整容行為や清潔行為，排泄行為のセルフケアレベルが低下していました。それらは認知症の進行のために複合的におこっている問題のようにも見うけられます。しかし逆に，身体症状が悪化したため認知症が進行したように見えるのかもしれません。I さんのように認知症のある患者さんでは，基礎疾患の再燃や全身状態の悪化を認知症の進行ととり違えやすいため，十分な注意が必要です。いずれにしても I さんに見られるような状態の変化に対しては，身体症状の改善に努め，より頻回な観察と家族との密な情報交換が必要になります。

まず今日できることは，I さんの一番困っている浮腫について詳しくアセスメントしていくことです。I さんは今まで腎機能や肝機能に問題はなく，今回の浮腫は心不全や低栄養によっておこっている可能性が高いと思われます。

> インタビューで認知の程度を確認する

インタビューで，浮腫が朝と夕方で変化があるかたずねましたが，分からないという答え。食事の量や内容，水分摂取量，排尿回数の減少の有無について把握するためには，さらに家族から情報を得る必要があります。

■浮腫の程度と随伴症状を知るためのフィジカルアセスメント

インタビューに続いてナースによる観察を行います。

まず，ズボンの裾をあげて下肢を触診し，浮腫の状態や末梢循環，知覚などについて詳しく観察していきます。そして，心不全の徴候を調べていきます。下肢の観察のポイントは以下に挙げたような点です。

実施すべきフィジカルアセスメント

① 浮腫の程度
② 下肢の皮膚の状態
③ 冷感やチアノーゼの有無
④ 動脈の状態
⑤ 知覚障害の有無

結果

脛骨前面を 10 秒以上指で圧迫して離すと，しばらくくぼんだままです。足背は

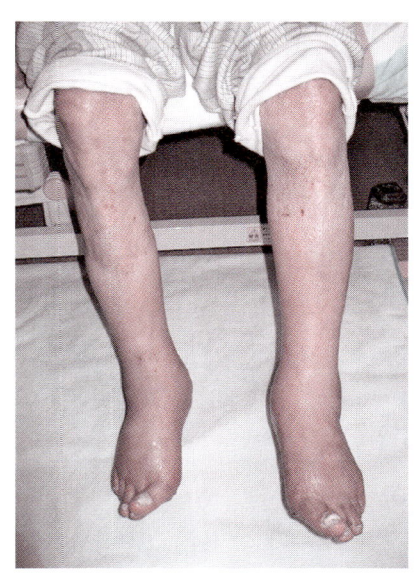

■図9-2　Iさんの下肢の状態

　指で圧迫すると随分くぼみました。大腿の裏側にも浮腫をみとめます。足の皮膚は光沢があり脆弱で、すぐに傷つきそうです。下腿は乾燥し落屑もあります。足は非常に冷たく、左第5趾辺りにチアノーゼがあります。下肢の動脈は浮腫が顕著で触知できませんでした。爪を圧迫された感じや、どの趾を触れられたか（位置覚）は、はっきりわかっていました。

■心不全の徴候を調べるフィジカルアセスメント

　次に頸部から下腹部まで十分露出させてもらい、胸部と腹部の観察をします。
　一般に心不全による体液量の増加は、体重の変化で把握することができます。しかし、今Iさんはふらつきがあり、体重計に乗ることができません。このような場合、先述した浮腫の観察を含む全身の概観が大切です。Iさんは、全身性の浮腫をみとめ、体全体がぽってりと大きくなった感じで、著明な発汗や発熱はないのに皮膚がじっとりと湿った感じがあります。
　前回入院したときのように、肺気腫による右心負荷増大のためうっ血性心不全になっているのでしょうか。また、自宅での栄養摂取が十分でなく、低栄養による低蛋白血症や貧血が心不全に拍車をかけているのかもしれません。
　心不全の徴候を調べるために以下の①～⑥の観察を行います。そして、ここで呼吸音を聴取し、心不全や肺気腫の悪化によってガス交換や気道クリアランスのレベルが著しく変化していないかどうかを確認します。加えて腹部の聴診を行い、食欲低下に関係すると思われる腸の蠕動運動について観察します。

Case 9 在宅酸素療法をしている患者へのフィジカルアセスメント

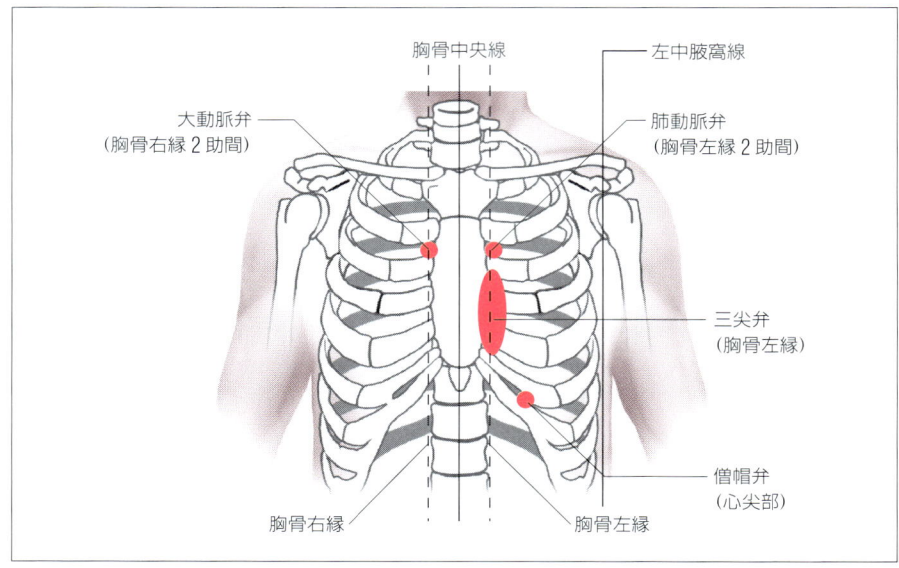

図中ラベル：
- 胸骨中央線
- 左中腋窩線
- 大動脈弁（胸骨右縁2肋間）
- 肺動脈弁（胸骨左縁2肋間）
- 三尖弁（胸骨左縁）
- 僧帽弁（心尖部）
- 胸骨右縁
- 胸骨左縁

■図9-3　心臓の4つの弁の聴診領域

実施すべきフィジカルアセスメント

① 頸静脈怒張の有無（視診）
② 心尖拍動の部位，強さ，大きさの異常の有無（前胸部全体と心尖部の視診と触診）
③ 心肥大の有無（打診による心境界の同定）
④ 心雑音と異常心音の有無と性状
⑤ 呼吸の状態（気道クリアランスと肺胞部分の状態）
⑥ 腸の蠕動運動の状態（腹部の聴診）

結果

　右心不全の徴候は，外頸静脈の怒張を観察することで確認することができます。仰臥位の患者さんに少し首を左側に向けてもらいます。心臓に最も近く直結している頸静脈は，ペンライトで右の胸鎖乳突筋の起始部周辺を探すと見出すことができ，中心静脈圧の上昇がおきていると外頸静脈は怒張します。右心不全の徴候を調べようと思いましたが，Iさんの場合はベッドの右側は壁に接しており，右側からの視診ができません。しかもハイネックの服を着ています。今後，ベッドの配置や衣服について，右心不全の徴候を観察しやすいように変更する必要がありそうです。とりあえずは，このまま次のポイントへと移ります。前胸部全体の視診と4つの弁の聴診領域に掌をあてて触診しました。隆起や膨隆，陥没はなく，触っても振動がないことから，緊急を要するほどの心不全ではないことがわかり

心尖拍動の部位, 強さ, 大きさから左室の拡大をみる ▶ ます。次に左室肥大の有無を知るために心尖拍動の位置, 強さ, 大きさの異常の有無を確認することにしました。しかし, 前胸部の視診と触診では心尖拍動の位置すら確認できません。そこでⅠさんの体を左側臥位にして, 心臓が胸壁に触れやすくなるよう工夫を試みます。Ⅰさんの背中の右側に枕を挟み, 45度の体位をとってもらって心尖拍動の位置を探しましたが, 樽状胸のため見つかりません。そこで, 仰臥位に戻ってもらい, 心臓の左側の境界を打診で同定し, 左室拡大の有無を確認することにしました。

　左中腋窩線と第五肋間の交わったところから胸骨中央線に向かって打診をしてみます。打診音は, はじめは清音ですが, 濁音化するところがあるはずです。そこが左室の端にあたります。ここから胸骨中央線上までが10 cm以上離れているようだと左室肥大が疑われます。Ⅰさんの場合, 13 cmのところで清音から半濁音に変化したので左室拡大があると考えられます。

　呼吸音は, 両肺全体で水泡音を聴取し, 心雑音や異常心音は聴取されませんでした。

アセスメントの結果から心不全を確認 ▶ やはり心不全がおきているようです。すぐに受診する必要はありますが, 救急車を利用するほど重篤な状況ではありません。

　腸蠕動音は5秒～10秒毎に聞こえ正常で, 食欲低下の原因になっているとは考えにくい所見です。しかし, 心不全によって肝臓や腸管にうっ血があれば食欲が低下することがあります。利尿剤投与などによる心不全の改善によって食欲が出てくるかどうか, 今後も注意しておく必要がありそうです。

■本人・ご家族へ結果を説明し家族から情報を得る

　Ⅰさんと家にいた長男の妻のJさんに, 心不全によって浮腫がおきている可能性が高いので, 主治医の診察が必要であることを説明します。ご本人からは情報が十分取れなかった食事や水分摂取, 尿量についてJさんから情報収集します。そして, Ⅰさんに清拭や更衣をする間にJさんに受診する準備をしてもらいます。

結果

　最近, 食事の内容が変化し, 茶碗半分のご飯に梅干や醤油をたくさんかけて食べており, 注意したが直らなかったそうです。副食は気が向いたときに食べる程度で, 以前に比べると著しく摂取量が減少しているそうです。Jさんは認知症が進んだのではないかと心配していました。ご本人に食事について再び聞いてみると,「食べるのも面倒でご飯に塩気があってお茶漬けにでもすれば早く食べられるから」と理由を話しました。水分はコーヒーを2杯, 薬を飲む時に湯のみに水

食事や水分摂取量, 尿量を聞く ▶ を1杯, 食事の時にお茶を湯飲み1杯のほか, 部屋で500 mLのペットボトルに入れたお茶を1本程度飲んでいたそうです。合計すると約1500 mLの摂取になります。尿量についてはトイレで排尿することもあれば尿取りパットを使うこともあり, はっきりしませんでした。

Case 9 在宅酸素療法をしている患者へのフィジカルアセスメント

　Jさんは専業主婦で自宅にいますが，肺の病気でもあり認知症と診断されたIさんにどう関わっていいのかよくわからず，Iさんのお世話は訪問看護のナースに任せっきりになっていた，と少し申し訳なさそうな表情でした。

■清拭・更衣をして口腔ケアをする

　心不全が考えられたため，できるだけIさんの負担を少なくするように注意しながら清拭を行います。その時，骨格や皮膚の状態，浮腫の範囲を視診します。更衣の時には関節の動きや筋力の低下の有無についても観察しておきます。

　清拭をする際，仰臥位から下垂座位をうながしましたが，いつもより時間がかかります。心不全に加えて腹筋などの筋力低下も考えられます。座位から立位をとるのにも介助がいりました。股関節，膝関節の可動性は保たれていますが，それに関連する筋力の低下があります。転倒のリスクが高く危険です。そこでもう一度Iさんに転倒していないかきくと，何度か立位がとれず後ろへ倒れ，ベッドからずり落ちてしまったそうです。転倒したことは恥ずかしくて口に出せなかったということでした。

▶ 肩甲骨や仙骨部に骨の突出があり，低栄養状態であることを加味すると褥瘡の危険性が高い

　肩甲骨や仙骨部に骨突出がありますが，今のところ褥瘡は発生していません。しかし，食事量が少なく低栄養が考えられるので非常にリスクが高いと言えます。陰部はオムツ着用のため湿潤していますが皮膚の異常は認めません。仰臥位をとっていたためか下になっている背部から臀部に浮腫を認めます。

　着替えと口腔ケアを行ってから介助して車に乗ってもらい病院へ向かいました。歩行時にはかなり呼吸が荒くなり，休憩が必要でした。

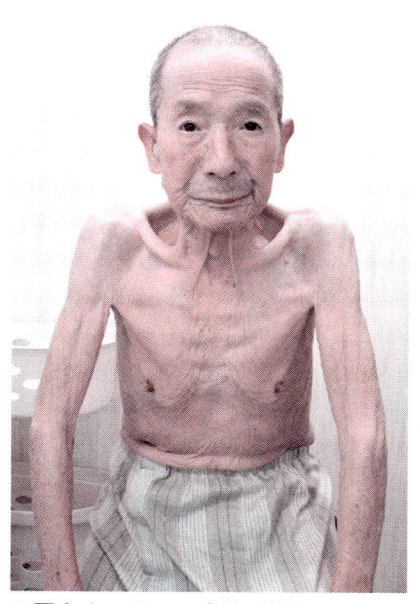

■図9-4　Iさんの座位の状態

■受診に付き添い家族へ指導を行う

　Ｉさんの訪問の後，訪問看護ステーションに帰る予定だったので，同じ建物にある内科受診に付き添いました。
　主治医の診察では，慢性肺気腫があって右心負荷がかかりやすいところへ塩分や水分の過剰摂取が引き金になり，心不全になったのだろうという説明でした。胸部レントゲンではCTR（心胸比）が53％で体重は前回の受診時より5kg増えていました。総タンパクは5.2g/dL，アルブミンも2.5g/dLと低値でした。ヘモグロビンは12.1g/dLでした。治療としては，利尿剤が処方になりました。主治医からＩさんご本人とＪさんに対して，塩分摂取量を減らすことと水分は1日1000mL程度にすること，できれば毎日体重測定をすることが指導されました。
　二人ともＩさんの病状やなぜそのような指導をされたのかもうひとつ理解できていない様子だったので，会計を待つ間を利用して，ＩさんとＪさんに次のような説明を行いました。

▶ 家族に病態を説明し毎日心がけるべきことを伝える

　「肺気腫をもっている患者さんは風邪などの感染症や塩分の取りすぎをきっかけにして容易に心不全になり，全身に浮腫が出ます。しかも栄養状態が悪いとそれも浮腫の一因になります。そして，心不全をおこすと呼吸にも問題がでますが，Ｉさんのように長年酸素の値が低いと，それに慣れていて少々状態が悪化してもご自分では気づかないことがあります。今，Ｉさんにとって一番大切な薬である利尿剤の内服を確認し，手すり付の体重計を貸し出すので，身体の中の水分が減ったかどうかを知るために毎日同じ時間に体重測定を行い記録してください。食事の時は梅干やしょうゆは手の届かない場所に置き，酢や香辛料を使った塩分の少ない料理を増やすと心不全が軽快し，低栄養も改善しやすくなります。水分摂取量は，およめさんがＩさんに準備する時50mLほど減らせば，1日1000mL程度に抑えられます。浮腫がさらに増強したり，呼吸が苦しそうに見えたらすぐに受診してください。排尿は，ポータブルトイレ（以前介護保険で購入されていたが未使用だった）を使った方が転倒の危険が少なくなります」

▶ 食事や排泄行動の変化は認知症の進行によるものではなく心不全によるものであることを伝える

　「今日からＪさんのすることが増え，負担感を感じると思います。大変でしょうが，順調に行けば来週の診察までには浮腫はほとんど改善し，歩きやすくなっていると思います」と見通しを伝えました。訪問看護の回数を増やすことも提案しましたが，そこまでしなくてもできそうとの返事です。Ｊさんとは初めて長く話しましたが，Ｉさんの認知症が進み寝たきりになると介護負担が増えて困ると憂鬱に思っていたそうです。そこで，Ｉさんの食事や排泄行動が減ったのは心不全によるところが大きく，認知症の進行が理由だと考えるのは，まだ早そうだと説明しました。そして，まずは心不全を治すことを優先し，あまり心配しすぎないようにしましょうと伝え，認知症の進行を予防するためにもできるだけＩさんに声をかけ，ベッドまわりを整頓するなどＩさんの生活にできるだけメリハリをつけていくようお互いに関わっていきましょうと話をしました。

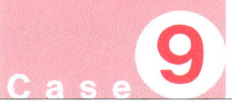

今後のケア

　　　　　訪問看護のスタッフにも，Ｉさんの浮腫は慢性肺気腫から心不全をおこしたために再燃したものであること，家族にどんな指導をしたのかを伝達します。デイサービスのスタッフやケアマネージャーにもＩさんの状況を報告しておきます。

　それから，Ｉさんの訪問時に転倒の既往があることが判明しました。トイレまで手すりの数が不足しており，設置が必要です。それにベッドの位置も入り口から離れており家族と配置を検討したいと思います。さらに，浮腫が軽快したら洗面所で洗顔やひげそりをするなど，セルフケアレベルをアップしていくよう関わります。またＪさんの介護負担にも配慮していく必要があります。

　１週間後に訪問するとＩさんはさっぱりした身なりです。体重の増加もなく浮腫は軽快し，歩行もスムーズになっています。排泄や摂食，整容のセルフケアレベルも改善しています。食事メニューもＪさんが工夫して薄口にするようにし，食欲も増して以前のように食べられているという話でした。のどは少し渇くけれど１日 1,000 mL 以内にするようにＩさん本人もＪさんも気をつけているという報告も喜ばしいものでした。

この事例を通して伝えたいこと

　　　　　患者さんやご家族が，訪問看護を依頼される理由は「身体を診てもらえるから安心」という理由からではないでしょうか。実際，Ｉさんの場合もそうでした。しかし，ナースが患者さんを訪問する頻度や接する時間は限られていて，同じナースが毎回訪問するわけではありません。Ｉさんのようにインタビューにしっかり答えられない場合もあります。身体症状が悪化し，精神活動も衰えているケースや認知症も併発しているケース，身体機能の衰えから自覚症状が乏しいケースなど様々です。高齢者では，症状や健康上の問題も複数で複合的におきている場合

▶ 訪問看護は，身体をみてもらえるという安心感も重要

も少なくありません。そのような患者さんの「身体を診てもらえるから安心」という期待に応えるためには，フィジカルアセスメントの力をつける必要があります。

　Ｉさんの場合は週に１回の訪問看護ですが，ナースは「身体を診る」という責任を負っています。受診に付き添ったり，状況により訪問回数を増やすなど，患者さんの病状の回復のために努力を惜しんではいられません。

　また，訪問看護では患者さんの生活している中に入っていくので，患者さんの身なりや部屋の様子の変化は，身体機能や精神状態の変化がおきている徴候としてとらえることができます。家族との関係も見えてきます。家にある写真や置物から患者さんの人生も見えてきます。それにより，病院で関わるよりずっと具体的な看護ケアを提供しやすくなります。訪問看護では，フィジカルアセスメントの技術と生活の場を観察する力をつけることで，その人らしい生き方を援助することができます。

Case 10

感覚障害をもつ患者の入浴時に行うフィジカルアセスメント

　神経疾患の中には運動機能だけでなく感覚機能も障害されるものがあります。多発性硬化症はその代表的な疾患ですが，原因の特定が困難な場合も多く，診断確定のための入院も珍しくありません。

　そうした精査・診断目的の入院では，機能障害がそれほど顕著でないため，患者さん自身に聞いてみても日常生活に支障はないといわれることがしばしばあります。しかし実際はナースに対する遠慮や，なかには自らの感覚障害に気づいていないことが，「支障なし」という記録の裏に隠れていることもあります。外傷や皮膚病変の悪化に至って初めて自分の感覚障害に気づく患者さんも多いのです。

　ナースはこのような背景を理解し，患者さんの言葉や病気に対する認識そのものは主観的情報として尊重しつつ，客観的な情報も収集して的確なアセスメントを行う必要があります。さらにその結果を元に，ケアの必要性を患者さんやご家族に理解してもらい，実行可能なケア方法をともに検討していくことが重要です。なぜなら，この先一生付き合っていかなければならない疾患をもつ患者さんにとって，二次的障害の予防は，ADLの低下を最小限にとどめるための重要課題となるからです。

　ここでは，感覚障害の精査・診断目的で入院した患者さんに初めて入浴介助を行う時に実施するフィジカルアセスメントを紹介します。

Case 10 感覚障害をもつ患者の入浴時に行うフィジカルアセスメント

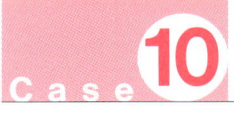

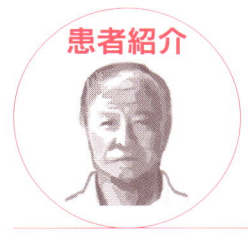

患者紹介

多発性硬化症の疑いで検査入院した患者

　Kさんは72歳の男性で妻と二人暮らし。右側の足先に痺れを感じて近医を受診しましたが，糖尿病や痛風，整形外科的な異常はなく，原因が分からないまま2年が過ぎていました。この間にしびれは左足にも出現，徐々に強度や範囲が増強し，歩行にも支障が出てきたため，多発性硬化症の疑いで当院を紹介され受診，精査・診断目的で入院となりました。

　Kさんは身長175 cm，体重70 kgです。右側がわずかに下垂足で，左手に杖を持ち，介助なしで歩行しています。付き添っている妻は小柄で，KさんのADLが低下した場合の彼女の介助負担が今から懸念されます。

介入の場面

　まずKさんのアナムネーゼを聴取し，そのまま日中の担当として受け持つ予定で，着替えをして待っているKさんの病室へ向かいました。主治医は外来診察中のため病棟に戻るのは夕方近くになる予定です。先にナースだけで話を聞き，必要なケアがあれば問い合わせをしてほしい，との意向です。

入院時の情報収集とフィジカルアセスメント

　自己紹介の後，検温を行い，病歴や既往症，日常生活の様子を聴きました。主訴は膝下の痺れで，特に足関節より先に強いそうです。また，約1年前から右足の力が弱くなり，つまずくようになってきたため3ヵ月前から杖を使用し始めたとのこと。ここで，アセスメントしておく内容は，以下の通りです。

> **実施すべきフィジカルアセスメント**
> ① 四肢筋力の評価
> ② 巧緻運動の障害の有無
> ③ 皮膚状態の確認
> ④ 末梢循環状態の確認
> ⑤ 自律神経機能の評価

　手に明らかな筋萎縮は認めないものの，指先を見ると爪の形がかなりいびつに伸びており，巧緻運動に支障があることが想像されました。手に症状がないかたずねると，半年前から手指第一関節より先が軽く痺れているそうです。

> 問診で，軽い痺れと巧緻運動の障害を確認

日常生活で困っていることや不便に感じることはないかをたずねると，転ばないように杖を持ち月1回の通院を続けていること，指先が痺れているせいで時間はかかるものの服を着たり歯を磨いたりも自分ひとりで問題なくできていることを何度か強調していました。

食事では，箸で細かいものをつまむのが難しいため，最近はスプーンとフォークにしており，症状に合わせて生活様式を少しずつ変えて対応できているようでした。

話を聴く中で，軽い痺れで巧緻運動がそれほど障害されるものだろうかという疑問が生じ，筋力低下や深部知覚（位置覚や振動覚，運動覚）の障害がないか確認していくことにしました。

なお，今回の入院目的が多発性硬化症の診断目的のための入院であることを考慮し，多発性硬化症の病態を常に念頭においてケアする必要があります。

■四肢筋力の測定

握力は右32 kg・左30.5 kg（右利き）でした。若い頃は50 kg以上あったそうなので低下はしていますが，それほど低値ではありません。

> 右の腓腹筋の萎縮を認め，感覚異常，末梢循環不全を疑わせる訴えを聞く

右足の筋力低下が進んでいるということだったので，ズボンの裾をめくって見せてもらうと，左右差を認めます。ふくらはぎの最も太い部位で比べると2 cmほど右が細く，腓腹筋に萎縮が認められます。

分厚い靴下を二重に履いている理由について，それは足が冷えるからか，それとも痺れるからかをたずねると，両方とのこと。じっとしている時は浮いたような感じだが，歩くと砂利を踏んでいるような感じになり，物に当たると痺れが稲妻みたいに走る，冷えると痺れがひどくなるということでした。痺れだけでなく痛覚の異常や末梢循環不全もあるようです。

筋力を測定するためにはある程度手で力をかける必要があることを説明し，行っても良いかをたずねました。「ビリビリするけど，我慢できるから大丈夫」と了解が得られました。

結果

上下肢の徒手筋力評価（MMT；Manual Muscle Test）は，両上肢および左下肢MMT 5〜4，右下肢MMT 4〜3でした。下腿や足部に抵抗をかけると強い痺れを招き，純粋な筋力よりもやや低めになっている可能性はありますが，右足関節の背屈は抵抗を加えない状態で何とか水平位まで持ち上がる程度なので，やはり近位筋に比べ遠位筋に筋力低下があると判断されます。

> 体幹に近い近位筋よりも遠い筋肉に筋力低下がある

■膝下の外傷・皮膚病変の有無の観察

許可を得て靴下を下げていくと，ふくらはぎから末端にかけてかなりの冷感があります。皮膚は血色が悪く，乾燥し浮腫もありますが，外傷や内出血は見られ

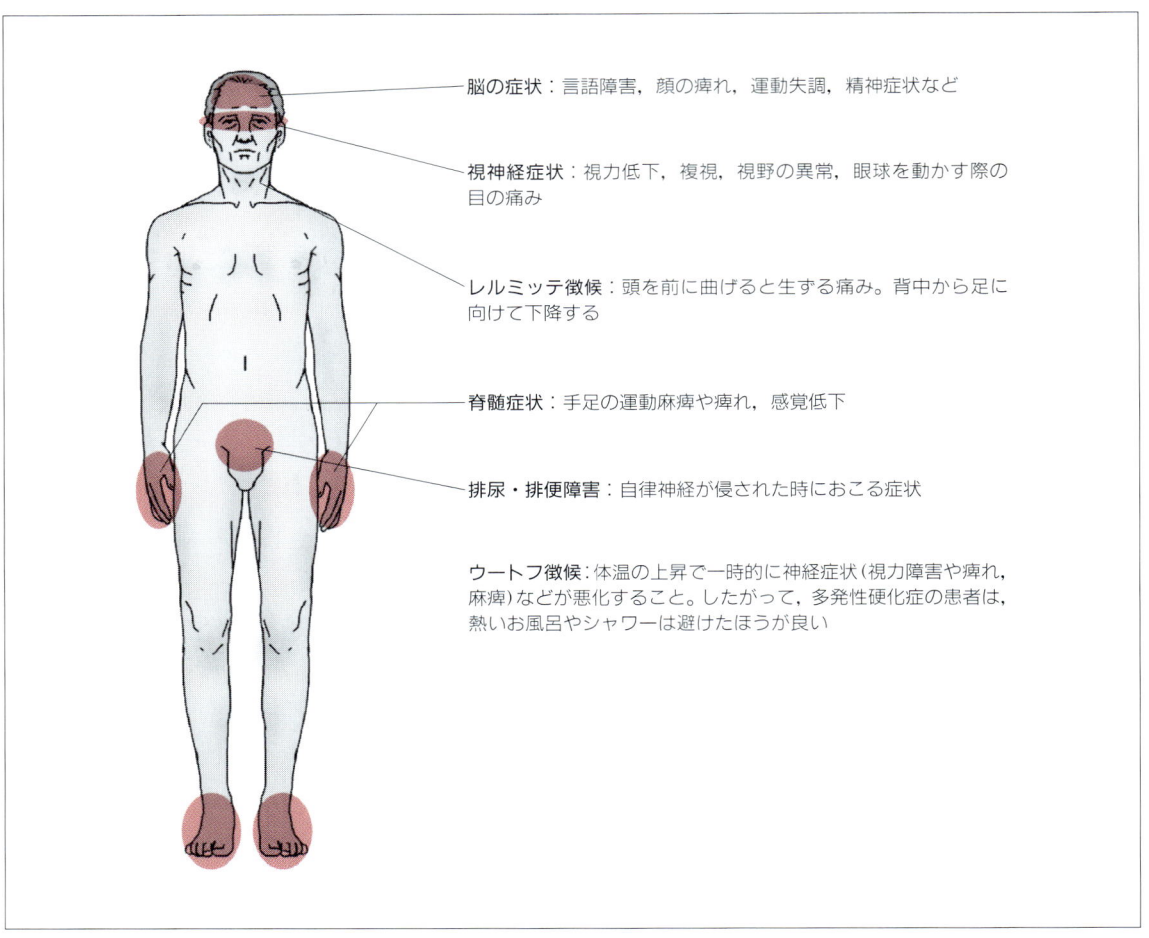

Case 10 感覚障害をもつ患者の入浴時に行うフィジカルアセスメント

脳の症状：言語障害，顔の痺れ，運動失調，精神症状など

視神経症状：視力低下，複視，視野の異常，眼球を動かす際の目の痛み

レルミッテ徴候：頭を前に曲げると生ずる痛み。背中から足に向けて下降する

脊髄症状：手足の運動麻痺や痺れ，感覚低下

排尿・排便障害：自律神経が侵された時におこる症状

ウートフ徴候：体温の上昇で一時的に神経症状（視力障害や痺れ，麻痺）などが悪化すること。したがって，多発性硬化症の患者は，熱いお風呂やシャワーは避けたほうが良い

■図10-1　Kさんが疑われている多発性硬化症の病態
神経の軸索を包む髄鞘が障害され（これを脱髄という）神経細胞の情報伝達がうまくいかず，麻痺やしびれをきたす疾患。多発性硬化症では，脳や脊髄などの中枢神経に脱髄をきたすが，炎症により脱髄が生じる詳しいメカニズムはまだ分っていない。免疫の異常が想定されている。

■表10-1　徒手筋力評価（MMT）の判定基準

5（normal）	強い抵抗を加えても，重力にうちかって関節を正常可動域いっぱいに動かすことができる筋力がある。
4（good）	かなりの抵抗を加えても，重力にうちかって正常な関節可動域いっぱいに動かす筋力がある。
3（fair）	抵抗を加えなければ，重力にうちかって正常な関節可動域いっぱいに動かすことができる。しかし，抵抗が加わると関節が全く動かない。
2（poor）	重力を除けば正常な関節可動域いっぱいに関節を動かす筋力がある。
1（trace）	筋肉の収縮は認められるが，関節運動は全く生じない。
0（zero）	筋肉の収縮が全く認められない。

ませんでした。

　靴下をゆっくりとはずすと，鱗粉のように落屑が散らばり，足底は角化して肥厚しています。足趾の間はふやけてジュクジュクした状態で臭いもします。巻き爪や，白っぽく肥厚して割れている爪もありました。

　足の痒みや痛みの有無を問うと，ジンジンしてよく分からないという返事。水虫がひどくなっているようだと説明すると驚いて「汚いものをお見せしてすみません」と，とても恐縮の様子。自分で足元のケアがしにくいために水虫になる患者さんは多いことを伝えました。

▶ 足のセルフケア不足のため水虫（真菌感染）に罹患していることを自覚していない

　充分に洗えなかった原因が筋力にあるとは思えなかったので，痺れが辛いためかとたずねると，痺れもあるが外に出ないから汚れていないだろうと自分で勝手に決めつけ，足先までは洗っていなかったとのことでした。

　外観の変化や臭いに気づかなかったことから，老眼の程度や鼻炎の有無をたずねると，薄暗いところでは良く見えなくて，つまずくことも多く，また若い頃から鼻炎のせいで臭いが分かりにくく，視力・嗅覚ともに低下していることが分かりました。

　循環の状態を見るためにすねや爪を圧迫してもよいかをたずね，了解を得た上で末梢循環の状態を観察することにしました。

■末梢循環の観察

　足背と脛骨前面を各々10秒余り圧迫して手を離すと圧痕がくっきり残ります。今後Kさん自身が確認できるように，Kさんの手を圧痕部に当てて，その感覚を確認してもらいました。

　「あー，こんなにへこむんですか。へー」と驚いています。

　今は傷がなくても，むくみや乾燥で傷つきやすい状態であり，ぶつけないように注意するよう伝え，足背動脈を調べると左右とも触れますが，緊張度は低下しています。末梢循環には問題ないことがわかりました。むくみがあると血流も悪くなること，温めれば血流も改善すると思うので足をお湯につけるか，シャワーの許可が出れば入れるので，確認してみることを伝えると表情が和らぎました。

　最終入浴日をたずねると3日前。本当は今朝入ってから来るつもりだったけれどバタバタして入り損ねたそうです。医師の診察前に足をきれいにしておきたいので，入れるように交渉して欲しいという希望でした。

■自律神経障害の症状の確認

　末梢神経障害では運動・感覚だけでなく自律神経の障害を伴うことがあります。立ちくらみや，お風呂でのぼせた経験がないかをたずねましたが，一度もないという返事でした。臥位と立位での血圧は138/68 mmHg，130/64 mmHgでほとんど差はありません。発汗異常はなく，時々排尿困難や夜間の排尿があるが，前立腺肥大のためで，手足の症状が出てからとくに強くなってはいないということで

▶ 自律神経障害は認められず血圧も体位による変動なし

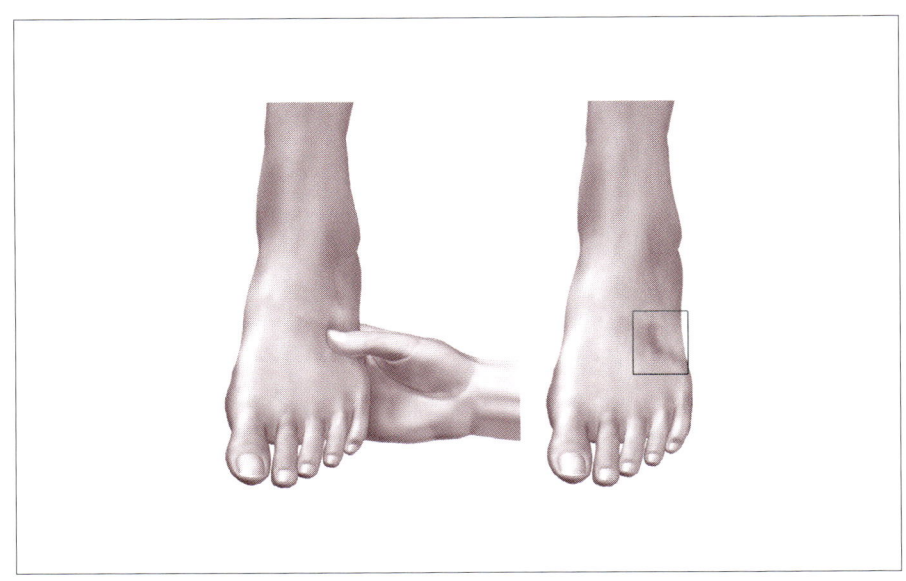

Case 10 感覚障害をもつ患者の入浴時に行うフィジカルアセスメント

■図10-2　足背での浮腫の確認

した。便秘傾向も以前からあり，時々便秘薬を使用しているそうです。

結果

　以上のことから，明らかな自律神経障害は認められず，シャワー浴に足浴を併用して行っても問題はないと判断しました。ちょうど食後2時間以上が経過しており，タイミング的にも問題ないと思われます。

シャワー浴時のフィジカルアセスメント

■シャワー浴への立ち会いに同意を得る

　いったん病室を出て，電話で主治医にバイタルサインや足の状態などを報告した結果，シャワー浴の許可が得られました。

　主治医からシャワー浴の許可が出たことを伝え，足の指周りの皮膚がはがれかけている状態や，浴槽を使うと感染したり，水虫だったら他の人にうつしたりする可能性もあるため，今日のところは足用の容器で足をつける形で行うことを説明。快く了解したものの，「容器の準備や，お手伝いできることもあると思うので，私もご一緒してもいいですか」と申し出ると，「え，用意さえしてもらえれば一人で大丈夫ですよ」と断られてしまいました。そこで，「手足の感覚について確認したいこともありますし，日常生活での注意点もお話したいので，まずKさんの日頃の様子を見せていただきたいんです。それにおうちの慣れた浴室とも違うので，案内しながら，必要なら手伝うこともできますし。一人で大丈夫なことが確認で

▶ 患者の気持を考えながらシャワー浴への立会いの意味を伝え，同意を得る

きれば，次回からは遠慮しますので。恥ずかしい，ですか？」とたずねると，「恥ずかしいのもなくはないんだけどね，看護師さんの手を煩わせるのが申し訳ないと思ってね」という返事。

「症状を見たり話をうかがったり同時にできるので，お風呂は私たちにとっても貴重な機会なんですよ」と説明し了解が得られました。

靴を履くKさんの様子を見ていると，端座位でリハビリシューズを履く姿勢に不安定さはなく，マジックテープの止め具を操作することには，とくに支障はなさそうです。しかし，靴にためらいなく足を入れる動作が気になりました。

「Kさん，膝から下は痛みに対して過敏になっていて，ぶつけたり何かを踏みつけたりすると稲妻が走って分かるとは思うのですが，そうなってからでは傷ついてしまうかもしれません。靴を履く前に，中に小石などが入っていないか確認するようにしたほうがいいですよ」と説明すると「おお，そうだね。痛いのはかなわないからこれからは気をつけるよ」と応じました。

奥様は，いったん家に戻ったそうですが，入浴に必要なものはロッカーにまとめてありました。先にトイレに行ってから浴室に向かうというので，荷物を預かって脱衣場に届けておくことにしました。

■脱衣場までの移動に付き添う

▶ 移動に付き添いながら，歩行状態を観察したところ典型的な鶏歩を認める

トイレから浴室までは10mほどです。私はKさんの右やや後方に立ち，見守りながら移動しました。膝をやや高く持ち上げる鶏歩と呼ばれる歩行で，右足はつま先がしっかりと持ち上がらないため，かかとからつま先まで同時に着地しています。また，つま先でけりだすことができないため1歩は小さくゆっくりとしたペースです。杖はバランスをとるために使われている様子で，それほど体重をかけているようには見えません。

「右，左と意識して足元を見ながら歩いてるんです。そうしないとつまずきそうで」とKさんは言います。

つまずくのはいつも右足かとたずねると，「それがそうでもないんですよ。左足が引っかかることもあるんです。別に何も障害物はないところで…，変でしょ」と苦笑されました。

結果

この話から，つまずきの原因は足元の筋力低下や老眼だけでなく，深部感覚障害も影響していることが疑われました。足浴をしながら確かめてみようと思います。

■脱衣の観察

▶ 脱衣の観察で手先の動きを確認し，全身の皮膚の状態をみる

脱衣場の入り口には縦に手すりがついています。杖を置き，手すりを持って10cmほどの段差を上がることに問題はありませんでした。

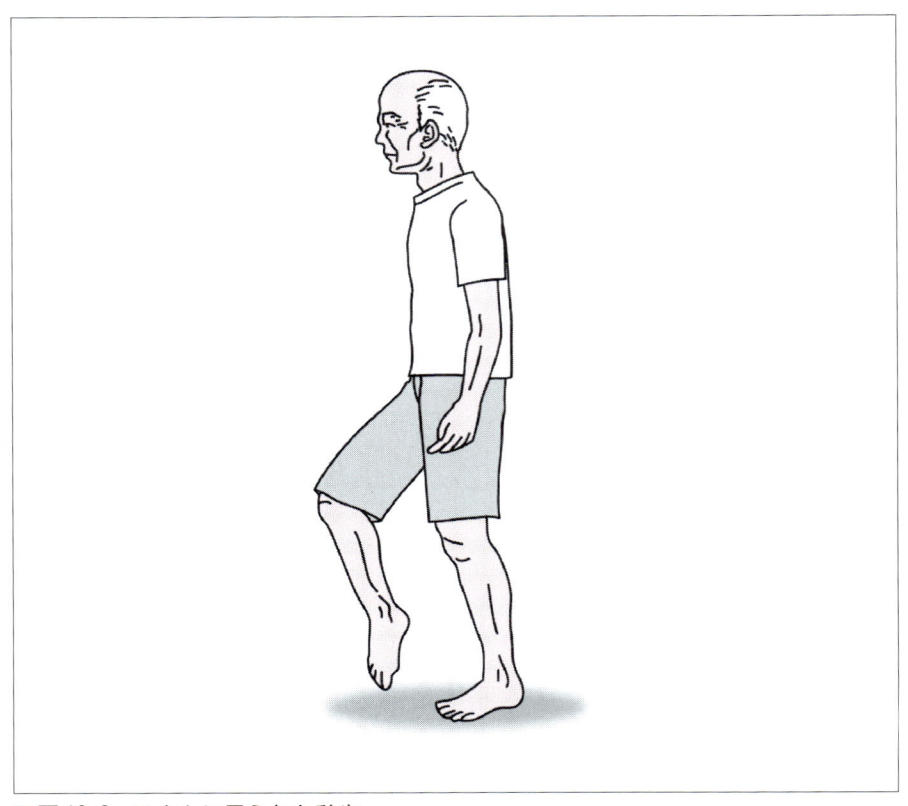

Case 10 感覚障害をもつ患者の入浴時に行うフィジカルアセスメント

■図10-3　Kさんに見られた鶏歩
下肢遠位筋の萎縮でみられる歩行で，麻痺側の足が下垂して背屈できないため，患側の大腿を高く挙げて歩く。

　Kさんは背もたれつきの椅子に座ると，パジャマを脱ぎ始めました。パジャマには直径3cmほどの大き目のボタンが5つあり，外す動作は少しぎこちない感じです。
　手伝いが必要なら言うように声をかけると，「手先が痺れているからちょっと時間はかかるけど，大丈夫」とのこと。
　ボタンが外れると，パジャマを脱ぐ動作はスムーズで，肩・肘関節の可動域に大きな支障はないようです。
　シャツは丸首で，脱ぐときに視界がさえぎられる瞬間はありますが，とくに体幹がふらつくこともありませんでした。
　続いて下半身の脱衣です。靴下のゴムはゆるめで，2重でもスムーズに脱げました。手すりを持って一度立ってからズボンと下着をずらし，座りなおして，左足，右足の順で脱いでいます。つま先が持ち上がりにくい右を後にすることで無理なく脱ぐことができていました。
　浴室へは壁面（Kさんの手首の高さ）に横に渡してある手すりを持って移動してもらいました。シャワー椅子は手すりつきの重さのあるタイプです。壁の手す

りから椅子の手すりに持ち替えた時も安定した状態で椅子に座れました。

■足浴を行う

　浴室内は26℃に設定してあり，Kさんにも寒くないか確認をします。羞恥心への配慮としてタオルを陰部に置きます。
　まずは冷たくなっている足元から温めていこうと思います。Kさんの足は冷たく，急激な温度変化は循環器系に負担をかける恐れがあるので37℃程度のお湯を準備しました。先に同じ温度のお湯を入れた洗面器に手をつけてもらい，温度を確認してもらいました。

▶ 足浴を行いながら感覚障害の有無を確認

　「ぬるいね，熱めのほうが好みなんだけど…」と言います。
　紫がかった足の色を見てもらい，末梢の血管が細くなり血流が悪化していることを説明。このまま熱いお湯につけると一気に表面の血管が広がって血圧が下が

▶ 急に熱いお湯に入る危険性を説明

ることや，やけどに近い状態になるので，徐々に慣らして行く必要があると説明すると，「へえ，怖いね。今までそんなこと考えたこともなかったよ」と少し神妙な顔つきで応じました。
　容器を足元に移動させるとKさんは足元を見ながら片脚ずつ，容器にぶつけることなく足を入れることができました。お湯加減をたずねましたが，「なんとなく温かいような，でもはっきりしないね」との返答。「冷えていると，感覚も鈍くなりますからね。少しずつ温まってきたら，手で感じる温度と比較してみましょう」

▶ 手の温度覚と足の温度覚の違いを自分自身で感じてもらう

　皮膚の色を見ながら徐々にお湯を足して温度を上げると少しずつ血色が良くなってきましたが，足に感じる温度の変化についてたずねても，「良く分からない」という返事。同じ温度の湯に手をつけて比べると「手で感じている温度と足では全然違う。痺れのせいですね」と言われました。
　そこで，温めることで足の冷えは改善されたが，それでも手と足で温度の感じ方が違うのは，足の温度を感じる感覚が鈍くなっているためであること，それは痺れとはまた別の感覚であることを説明すると，「痺れだけじゃなく，そういう感覚も悪くなっているのか。痺れのせいだとばかり思ってました」と驚いた様子です。
　「他に，皮膚表面には触られている感覚や痛みの感覚もあるのですが，続けて確認させていただいて大丈夫ですか？　辛い気持ちになってきましたか？」と問いかけると，「大丈夫ですよ，続けてください。自分の体のことだからちゃんと知っておかないと」という返事。

▶ お湯の中で足を押さえて触覚も低下していること，逆に痛覚は過敏になっていることを確認

　次に，お湯の中で足に触れて感覚をたずねると，「ビニールか何かを当てた上から触られているような…」と，触覚も鈍くなっている様子。そしてやや強めに押すと「ジンジンして痛みが走る」という反応から痛覚は過敏になっていることがうかがわれます。触れられている感覚は弱く，痛みを感じる感覚は実際以上に強く感じてしまう傾向を説明すると，「そうですか，じゃ，どの感覚も悪くなっているんですね」と冷静に受け止めていました。

Case 10 感覚障害をもつ患者の入浴時に行うフィジカルアセスメント

▶ 表在感覚に続いて深部感覚も確認。関節覚(位置覚・運動覚)にも異常を認める

次に,深部感覚を調べます。まず,各足趾を上下に動かしてどちらに向いているかをたずねます。足元を見ながらだと正確に答えられるのですが,足元を見ないで答えてもらうと,上に向いている時に「下」と言ったり,その逆だったり,半分以上まちがえます。足関節も同様に視覚に頼らずに行うと半分程度の正解率でした。関節覚(位置覚・運動覚)にも障害があるようです。

「足の指の向きを答えていただいたのは,骨に近い奥のほうで感じる感覚を調べるためです。その感覚というのは,関節がどの方向へどの程度曲がっているかなどを感じて,動きや力加減を調整する機能に関係するものなんです。例えば,平地なら足の挙げ具合はこれくらい,上り坂だとこれくらいって,歩く時に常に足元を意識していなくても,なんとなく調整できているのはこの感覚によるものです。Kさんは足先の筋力が弱ってきたことに加えて,その感覚が弱くなっている

▶ 足指の向きや足関節の状態で深部知覚の状態を確認。深部知覚障害でおこる転倒の危険性を伝える

のでつまずきやすくなっているんだと思います。筋力的にはそれほど弱っていない左足もつまずくのはこのためじゃないでしょうか。今,目で見ながらだと間違わなかったですよね。つまり見ることで補うことが可能な働きなので,老眼であることも含めて,照明を明るめに設定することが転倒予防にもなりますよ」と説明しました。

説明が少し分かりにくかったかなと思いましたが,「あー,だから暗いところでつまずくことが多かったんですね。目が見えにくいから」と理解してもらえたようでした。

目で確認しながら行動しないと,目標地点から少しずれてものにぶつかることもあるかもしれないこと,ぶつけたときに痛みが走っても,その後全体が痺れているために傷に気づかない可能性があること,さらに温度感覚が鈍っているためにやけどに気づかない可能性もあることを伝え,目を使って,自分の皮膚の状態を見ておく必要があることを説明しました。

「足もちゃんと見ていれば,こんなひどい水虫にならずにすんだということですね。感覚が鈍くなっている分,余計に目で見ることが大切と言うことですか」と自分のこととして理解されたようです。

足底や足趾間を洗う際には傷つけないように気を配り,痺れに対して力加減が耐えられる程度か問いかけながら行いました。足を洗い終わって,お湯を取り替える際も,目で確認しながら脚を挙げて,容器にぶつけることもなく足の出し入れができていました。

■シャワーで全身を洗う

シャワー口に自分の指を当て,常に温度を感じながらKさんにかけていきました。足浴の際,手で温度確認をしてもらいましたが,手先はしびれがあり感覚が多少鈍いことも考えられます。手先から肘の辺りまでかけて温度は問題ないかをたずねると,少し熱いくらいが好みとの希望で42℃にしました。今回入院の理由となった「多発性硬化症の疑い」が事実であるとすると,あまり熱いシャワーは,

本来，望ましくありません。というのも，多発性硬化症の患者さんは，運動や入浴など，急激な体温の上昇で一時的に神経症状（視力障害や痺れ，麻痺など）が悪化することが知られているからです（ウートフ徴候）。しかし，部分的にシャワーを当てていくことで，体温上昇は防げると判断しました。

「ではお湯を当てていきますから，感じ方が違ったら教えてもらえますか？」と声をかけ，シャワーのお湯をKさんの手先から体幹に向けて少しずつ移動させていきました。

▶ シャワーをかけながら，感覚の鈍麻した部位を患者自身に分かってもらう

「とくに違いはないように思いますよ…」と言います。詳細に温覚の検査をすればもしかしたら先端は鈍い可能性もありますが，シャワーのお湯での感じ方はとくに違いはないようです。

さらに下肢の方にかけていくと「膝上辺りから少し温度がぼやける感じがしますね。薄手の服の上からかけてるみたいです。すねの半分くらいまでくるとかなり曖昧で…足首から先になるとほとんど分からなくなります。あまり意識したことがなかったけど，こんなに違うものなんですね」と驚いた様子です。

そこでシャワーをKさんに渡し，足元にかける前にシャワー口に少し指をかけ手で温度を確認してからかけるようにすること，いきなり足にかけると熱傷する可能性があることを伝え，注意をうながします。

すると「あー，なるほど」と自分で湯温の感じ方を確かめながら，頭，体を流していきました。

その後，Kさんが洗っている間は，シャワーをかけながら観察していましたが，呼吸状態の変化や動悸の訴えはありませんでした。また，下腿以外に浮腫は見られませんでした。

▶ 手の指先の感覚も低下しているため力加減がうまく行かない様子

運動機能的には，座位バランスや上肢挙上に問題ないのですが，タオルに石鹸をつけ泡立てる動作や上背部を洗う手つきがぎこちなく感じられます。指先が痺れて使いにくいかをたずねると「力加減がうまくいかなくてね」とうなずきます。

「足と同じように骨に近いところの感覚が障害されているのかもしれませんね」と言うと，「さっきの上と下を当てるやつだね，手も見てくれるかな？」と希望されました。

椅子の手すりの先端に手を置き，指の上下を視覚的に確認しながら「上，下」と答えてもらった後，目を閉じて同じように動かすと，正解率はほぼ半分でした。手首で同様に行うとこちらは問題なく答えられました。

「筋力が落ちているというよりも，指先の感覚が影響しているようですね。気持ちよくあがっていただきたいので，うまく洗えないところをお手伝いしましょうか？」と申し出ると，遠慮しながらも「頭と背中，膝下をお願いして良いかな」と希望されました。後頭部を洗っていると，久しぶりにスッキリした，と目を細めて言われました。

耳介周囲や襟足には脂漏性皮膚炎の症状が見られ，肩甲骨の間には丘疹が点在しています。

Case 10 感覚障害をもつ患者の入浴時に行うフィジカルアセスメント

「耳周りは汚れが残りやすいので，顔を洗うときに意識して耳の後ろも洗ってみてくださいね。前にある鏡を見ながらするといいですよ」と言うと，「目で補うんだったね」と笑顔で答えられました。

▶介助シャワーをしながら強さの違いを伝えてもらう

次に下肢を介助で洗うときに，同じ強さで膝上から下にむかって洗って行き，感じ方が違うかどうかを教えてくれるようお願いすると，「さっきと同じだね…。膝から下に行くにつれて，感じ方が遠くなる感じだ」と言います。よくぶつける足元の方が全体的に感覚が分かりにくくなっているので，注意を促すと「本当だね。自分の体なのに知らないことがいっぱいあるもんだ」と応じられました。

「次回からはどうしましょう？ できれば足元などお手伝いさせてもらったほうが良いように思いますけど…」とお話しすると，「手を煩わせて申し訳ないけれど，よろしくお願いします」と受け入れてもらえました。

■着衣の観察

シャワー以外のこともしていたため25分ほどかかりました。疲れたのでは？とたずねると，「久しぶりに全身がすっきりして気持ちがいい」と笑顔の返答。椅子からの立ち上がりや歩行状態は，入る時と大きな変化はありません。

着衣動作ではパジャマのボタンをとめることが難しく，脱ぐときよりも時間がかかりましたが，「これもリハビリだから自分でします」と最後まで一人でされました。パンツとズボンは，右足，左足の順で履かれておりスムーズです。

▶靴下を履く前に，再度末梢循環の状態を確認

靴下を履く前に，もう一度末梢循環の状態を観察させてもらいたいと言うと，快く受けてくれました。

足部の冷感は消失し，皮膚の血色が良くなっています。Kさんに断って，再度末梢循環を確認しました。足背動脈の緊張が良くなりしっかりと脈を触れます。足背や下腿を圧迫すると圧痕が残り，浮腫はほとんど変わりありません。むくみはあまり変わらないが，血流は良くなって足が温かくなったことを伝えると，「心なしか足が軽くなったような気がします」と笑顔で返されました。

ケアを受けることへの抵抗感が少し取れたように感じられたので，爪切りや耳掃除を勧めると，「気になっていたんだけど，なかなかできなくって。何から何まで申し訳ないけどお願いします」と遠慮しながらも受け入れられました。

脱衣場から病室への移動は，疲れで足が出にくいと言うこともなく，来たときと同じくらいのペースで歩かれていました。

■入浴後のケアと情報収集

病室に戻り，ケアしながら話をうかがうと，「実は，浴槽にはもう何ヵ月も入ってなくてね。足元もシャワーのお湯をかける程度で洗っていなかったんですよ」と言われ，「しっかりと水分も拭き取ってなかったな…。そのまま靴下をはいていたから，水虫にもなりますよね」と心当たりをいくつか話されました。

温度や触られている感覚が鈍くなっているのを実感したかたずねると，「ええ，

よく分かりました。同じ温度のお湯が場所によってぜんぜん違うと感じましたから。それに指の上下も，あんなに間違うなんて」とかなりの衝撃だった様子。

運動と違って，感覚の障害は気づきにくいことを伝え，一度にたくさんのことを突きつけられた感じで，ショックが大きかったのではないかとたずねると，「確かにショックだったけど，知らなければ対応もできないわけだから教えてもらえて良かったですよ」と穏やかに答えられました。

「感覚は，自分にしか分からないものです。そのためケアする側は患者さん自身の感覚がたよりになります。日ごろから自分の体に敏感になって，感覚を実感する方法を色々と伝えてもらえると，どのようにケアをしたらよいか考える材料になります。その感じはKさんにしか分からないので，その感覚をもとに自分で対応を考えないといけないこともありますね。そのひとつが目で見て補うことですけど，ご自分で見にくいところは奥様にお願いすることも必要だと思います。それに，例えば，この爪の分厚いところは専用の爪きりでないと切れません。お風呂のお手伝いなども含めて，退院されたら訪問看護を導入された方が良いと思うのですが，どう思われますか？」とたずねると，

▶ 感覚障害を自覚して，目で感覚を補うことをすすめる

「そうだね，一人で何とかできると思っていたけれど，人に手伝ってもらうことも必要だということが分かったよ。退院後のことも考えないといけないね」と応じられました。

今後のケア

「とりあえず初めての入浴だけ」，と介助を受け入れたKさんですが，自分の障害と向き合う機会となり，また，気持ちよさを感じたことで次回の入浴介助も受け入れてくれることになりました。短期間で退院となるため，後1回か2回の機会しかありませんが，今日のことが他人の介助を受け入れるきっかけになり，訪問看護導入への抵抗も薄らいだのではないかと思います。また，多発性硬化症と診断が確定した場合には，熱いお湯が好みだというKさんやご家族に，入浴やシャワー浴時のお湯の温度と危険性も，説明しておかなければなりません。

退院後できるだけ早くサービスが受けられるように，早速，介護保険の申請を説明し，退院調整部署やケアマネージャーとの連携を図っていく必要があります。

▶ ご家族にアセスメントした内容を伝え，自宅でのケア時にも配慮していただく

退院後も足の真菌感染は皮膚科的な処置を行うこと，ほかの部位に脂漏性皮膚炎や丘疹が生じていることからも，保清を計画的に行うなどのケアの継続が求められます。また，感覚・運動障害に加えて皮膚の乾燥，末梢循環不全，浮腫などが皮膚損傷の要因になるため，保湿クリームの塗布やマッサージなども重要です。観察を含めて，奥様にも協力を要請したいと考えます。

現在のところ，上肢の自覚症状は手指の軽い痺れと巧緻運動のしにくさですが，下肢と同様に他の感覚障害が出現する可能性もあります。そうなれば，手による温度確認の精度も低下してきます。病状の進行を自覚することは大変辛いことで

すが，危険回避行動がとれるようにKさん自らが症状の変化に敏感になる必要性を，診断確定の経過に応じて再度説明していかなければなりません。

この事例を通して伝えたいこと

　Kさんは精査・診断目的のため，入院期間は5日ほどです。運動機能的には，「一人で大丈夫」の言葉通りにナースが関わらなくても，恐らく短い入院生活に支障はないでしょう。その間に必要な検査は行われ，診断確定に至れば入院の目的は果たされたといえます。

　しかし，診断がつけば治療が始まり症状が軽快する疾患ばかりではありません。そこに看護が関わる重要性があります。いかにその方の望む生活を維持（可能なら改善）できるかの視点でなら，できることは色々とあるのではないでしょうか。

▶ 目にみえにくい感覚障害を本人と周囲の人に分かってもらう重要性

　感覚障害という目に見えにくい症状は，本人も周囲の人も気づかないがゆえに病状を悪化させたり，二次障害をひきおこしたりする危険性が高いのです。Kさんはすでに足に皮膚病変を起こしていましたが，そのことにも気づいていませんでした。

　患者さん自身が症状を実感できなければ，対処方法を話し合ってもなかなか実行に至らないことも多く，それがマニュアルだけで指導しても効果が得られない一因だと思います。まず見えない症状を具現化することが必要で，そのためにフィジカルアセスメントを活用します。

　Kさんはすでにおこってしまった足の皮膚病変と，フィジカルアセスメントを通じて意識化された自分の症状を付き合せながら，これから何に注意をしていく必要があるのかを自ら考えるきっかけになりました。

　進行性の病気の場合，ひとつ障害を受け入れたと思っても，また次の障害が出現することも多いので，病気と向き合うことがとても難しく，ケアを受け入れることにも抵抗を感じる患者さんが少なくありません。フィジカルアセスメントによって病気の進行を実感する辛い一面もあるでしょうが，患者さんが気持ちを表出するきっかけになったり，その場面を共有することで新たな関係が作れたり，またケアを受け入れるだけでなく，セルフケアの方法を考えることにも役立てられると思います。

　入浴介助はナースにとって，非常に多くの情報を収集できる，またとない機会です。しかし，患者さんにすれば入浴を他人に介助されることは羞恥心を伴い，時として自尊感情を傷つけられることもあります。だからこそ，心地よさを感じてもらえるように配慮をおこたらず，さらに「入浴＝保清」以上のケアを提供する機会にしたいものです。フィジカルアセスメントは，その効果を高めるための強力なアイテムになるはずです。

Case 11

終末期がん患者の退院支援場面でのフィジカルアセスメント

　2000年から始まった介護保険制度やその後の医療施策は「在宅重視」を強力に推進しています。そのため訪問診療や訪問看護を利用して自宅で療養する人も増えています。入院から退院、そして在宅医療への切れ目のない連携、とくに看護の連携は患者さんや家族の不安を軽減し、安心して退院を迎えるためにはとても重要です。

　終末期を迎えた患者さんや家族が自宅退院を望んだ場合、退院後の療養生活に関するいわゆる退院指導だけではなく、介護保険などの制度利用の支援や福祉用具の準備、また退院後に患者さんや家族を支える在宅医療チーム（在宅医や訪問看護師だけでなくケアマネジャーやヘルパーなど）のコーディネートも必要です。病状が悪化したり意識レベルが不安定になると、退院をあきらめる家族も多く、退院準備には時間的な制約があることも理解しておかなければなりません。

　ここでは、悪化していく病状を踏まえながらも病院看護師と訪問看護師が協働し、自宅退院を迎えたケースを紹介します。退院支援の場面でもフィジカルアセスメントを活用して患者さんの状況を理解し、自宅でのケアに結びつけています。

Case 11 終末期がん患者の退院支援場面でのフィジカルアセスメント

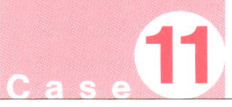

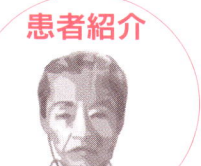

患者紹介

肺がん末期で
余命2ヵ月とされた患者

Lさんは74歳の男性で妻と2人暮らしです。2年前に右肺の小細胞性肺がんと診断され、化学療法を3クールと放射線療法40Gyを受けました。治療の効果判定はPR(partial remission　部分寛解)となり、1年前から外来通院をしていました。半年前から家の中を歩くだけでも息切れを感じるようになり、2ヵ月前からは背部痛のため臥床がちです。十分な食事もとれなくなってきていました。1ヵ月前の外来受診時に撮影した胸部レントゲンでは、右肺のほとんどにがん細胞の浸潤が認められ、胸膜への浸潤もありました。また胸水もたまっていることがわかり、Lさんはそのまま入院となりました。入院後に撮影した骨シンチでは、肋骨と胸椎・腰椎への多発性転移が認められました。

医師から妻への説明では、予後は2ヵ月程度で、治療方針は「症状の緩和」ということでした。

介入の場面

入院時のSpO_2は88％で、体位を変えるだけでも呼吸困難感が生じています。呼吸困難の緩和目的で、気管切開が行われ酸素投与が行われました。また、がん性疼痛緩和のために塩酸モルヒネの持続皮下注射が開始され、低栄養の改善に対しては中心静脈ラインによる高カロリー輸液が開始されました。呼吸困難、体動による疼痛増強、そして尿意があいまいなため、Lさんの苦痛をより少なくする目的で尿道留置カテーテルも挿入されました。

入院後2週間が経ちました。Lさんは、スピーチカニューレを挿入して、経鼻カニューレで2L/分の酸素投与をすれば、SpO_2は97％程度に保たれています。食事は好物の差し入れを時々口にする程度であり、高カロリー輸液は継続していますが、血清総蛋白(TP)は6.3g/dL(基準値6.3-7.8g/dL)ながら、血清アルブミン1.9g/dL(基準値3.7-4.9g/dL)で、低栄養状態は改善していません。白血球数は13,000/μL(基準値4,000-8,000/μL)、CPR 5.9 ng/mL(基準値1.2-2 ng/dL)と炎症所見も高値で経過しています。塩酸モルヒネの効果があり、体動時に痛みを訴えることはなくなりましたが、倦怠感のため歩行することはほとんどありません。

■退院希望を強く訴える患者

1日のほとんどをベッドで天井を見て過ごしているLさんは、時折「家に帰りたい」と妻につぶやくように話しています。妻はLさんの願いをかなえたいと思い、

受け持ちナースである私に「家に帰ることは，先生に無理って言われるでしょうか。でも主人は家に帰りたいみたいです。退院させてもらえませんか」と相談にこられました。

私は，妻の意向を師長・主治医に伝えました。妻も同席し，5人で相談の結果，退院支援ナースの協力のもと，自宅退院をめざすことになりました。

■一刻も早い退院に向けた支援

私は少しでも早く必要な準備を整え，退院できるようにする必要があると考えました。1日でも長くLさんが帰りたいと願っている自宅で過ごしてほしいこと，肺がんは一般的に進行が早く，病状が急速に進む可能性があること，今以上に病状が悪化すると「連れて帰る」という妻の決心が揺らぐかもしれないこと，Lさんの病状が急変して自宅退院できなくなるかもしれないこと，などが理由です。Lさんは70歳の妻と2人暮らしのため，社会資源の活用をすすめます。妻によると，前回入院時に師長さんのすすめで，介護保険の手続きはすませているとのことでした。

退院支援ナースはLさんの病状や自宅環境を確認した後，Lさんご夫婦と面談し意思確認をします。「家に帰りたいですか？」との問いかけにLさんは頷きます。妻は「帰りたいって言っているし，連れて帰ってやらないとね」と優しくLさんを見つめています。私は退院支援ナースから「あまり多くのことを妻に指導すると，かえって負担となり退院時期も遅くなるでしょう。退院指導は高齢の妻の負担にならない必要最低限とし，日中のケアは訪問看護に依頼できないか相談してみましょう。在宅医療体制が整って訪問看護ステーションが決まれば，病院でうちあわせを行いましょう」とのアドバイスを受けました。かかりつけ医や訪問看護ステーションなどは，退院支援ナースが中心となって探すことが決まり，日中のケアはできるだけ妻の負担とならないように訪問看護師やヘルパーに依頼することになりました。

▶ 妻からは在宅での痰の吸引についての強い不安が

次にLさんが自宅に帰った時に，妻が必ず行わなくてはいけない，そのためには入院中に必ずマスターして帰らないといけない手技について考えることになりました。Lさんの妻に，何が一番心配かたずねると「気管切開のところから痰の吸引をするのがなんだか怖いです。私にできるかな。だって痰が詰まったら大変ですから」と不安そうに言います。お姑さんの介護をしばらくしていたことがあるので体位変換や口腔ケア，おむつ交換には抵抗はない様子です。吸引は時間を問わず必要なケアでもあり，吸引の指導を中心に行うことになりました。

吸引指導時に注目すべきフィジカルアセスメントのポイント

Lさんの妻への吸引指導時に注目しておくべきフィジカルアセスメントのポイントは，以下の①〜④の通りです。

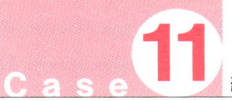

Case 11 終末期がん患者の退院支援場面でのフィジカルアセスメント

> **実施すべきフィジカルアセスメント**
> ① 意識状態
> ② 呼吸状態（呼吸数と深さの異常の有無，リズムの異常の有無，努力呼吸の有無）
> ③ 気道クリアランス（気管から気管分岐部にかけての呼吸音の聴取）
> ④ 肺胞部分の状態（肺胞呼吸音の聴取）

　終末期がん患者では疾患は治癒することはなく，病態は不安定で刻々と悪化していく状態での退院となります。そのため本人や家族の不安は大きく，退院を決めても説明や準備に時間をかけていると，その時期を逸する可能性が高くなります。気管内吸引は侵襲を伴う処置であることを忘れず，安全で正確な手技を習得してもらうことが大切です。日中のケアは訪問看護に依頼する予定ですが，訪問時間は長くて1回90分前後です。吸引は毎日時間を問わず必要なケアとなるため，高齢の妻にも実施可能な，呼吸状態のアセスメントの方法と吸引の手技を説明します。

　Lさんは横隔膜の呼吸運動も弱く，有効な腹式呼吸ができない上に，肺実質ががん細胞に浸潤され胸水の貯留もあるため，横隔膜や呼吸筋による呼吸運動と肺実質でのガス交換の機能の両面が低下しています。また，喀痰貯留による気道内閉塞や気管内チューブの狭窄による換気量低下を予防する必要もあります。

吸引指導時に用いるフィジカルアセスメントの実際・結果

■安静時の呼吸状態を観察する

　妻は，「吸引なんて私にできるかしら。ちょっと怖いです」と不安そうな表情で話し，Lさんが「痰を取ってほしい」と訴えた時に吸引ができるかを不安に思っていました。妻にもできる呼吸状態のアセスメントを行うために，まず呼吸が平静な状態を先に妻に説明します。

結果

▶ まず呼吸が平静な状態を見てもらう

　吸引後で気道クリアランスがよく呼吸が平静な状態で，胸部を視診してみます。Lさんは痩せていて肋骨が少し浮き出ています。胸郭の動きは小さく浅い呼吸ですが動きに左右差はありません。貯痰音も聞かれません。妻と一緒に胸郭の動きで呼吸数を1分間数えてみると16回/分でリズムは規則的でした。妻から「途中で数が分からなくなりそう」という言葉が聞かれたため，今度は両手を前胸部に優しく置いて数えてみることにしました。すると「呼吸が手に伝わってきて，この方が分かりやすいです」と少し安心したような表情です。Lさんに「今，痰が貯

▶ 胸に手をおいて行う1分間の呼吸数の数え方を教える

まった感じはないですか？ 息苦しい感じは？」とたずねると「今は大丈夫」と穏やかな表情で答えます。妻には今が吸引の必要ない平静な状態であることを説明しました。

■吸引が必要な呼吸状態を説明する

前回の吸引から 3 時間が経過し，その間に左側臥位から右側臥位に体位変換していました。そろそろ吸引が必要な様子です。妻に平静時との違いを説明します。

結果

平静時と比べ呼吸数が 19 回/分と増加し，リズムが乱れ胸郭の動きが少し大きくなっていることを説明します。咳き込んだ時に痰の絡んだ音も聞こえました。胸部の聴診を行うと，右の主気管支のあたりに水泡音が聞こえます。体位変換を行ったことで，痰が主気管支付近に集まったようです。

がんの浸潤や胸水貯留のためか，左肺に比べて右肺の方が肺胞呼吸音が弱く，高調な笛音も聴取されます。聴診器で肺の呼吸音を聴診をしてもらうと「いろんな音が聞こえて何が何だか分かりません」と困惑した様子だったため高齢の妻には胸部の聴診は負担になると考え，指導はしないことにしました。聴診器を用いた聴診は訪問看護師に任せることとします。

L さんに「痰を取りましょうか」と聞くと頷きます。妻は「痰がたまってくると苦しそうな表情になるし，リズムも違いますね」と理解を示しました。

■気管内吸引の方法を説明する

吸引の手技を見せ，妻にも実際に行ってもらいます。不安が強いようなのでていねいに説明し，あとで手技を確認できるようにパンフレットも渡しました。

〈妻への吸引指導内容〉
・吸引チューブを湿らせ吸気に合わせて手早く気管内に入れる
・チューブを回転させながら 1 回の吸引は 10 秒くらいで終わらせる
・痰が吸引される場所では十分に吸引する
・吸引圧は 20 kPa（150 mmHg）を超えないようにメモリを調節する
・吸引後はチューブをアルコール綿で拭き滅菌水をチューブ内に通して保管する
・毎日新しいチューブに交換する

■妻に気管内吸引の練習を繰り返し行ってもらう

吸引の方法を説明した後は，実際に妻による吸引回数を増やし，入院中に見学と実施を繰り返し行ってもらいます。不安をできるだけとり除くよう，くり返し説明を行い，上手にできた時には一緒に喜びます。

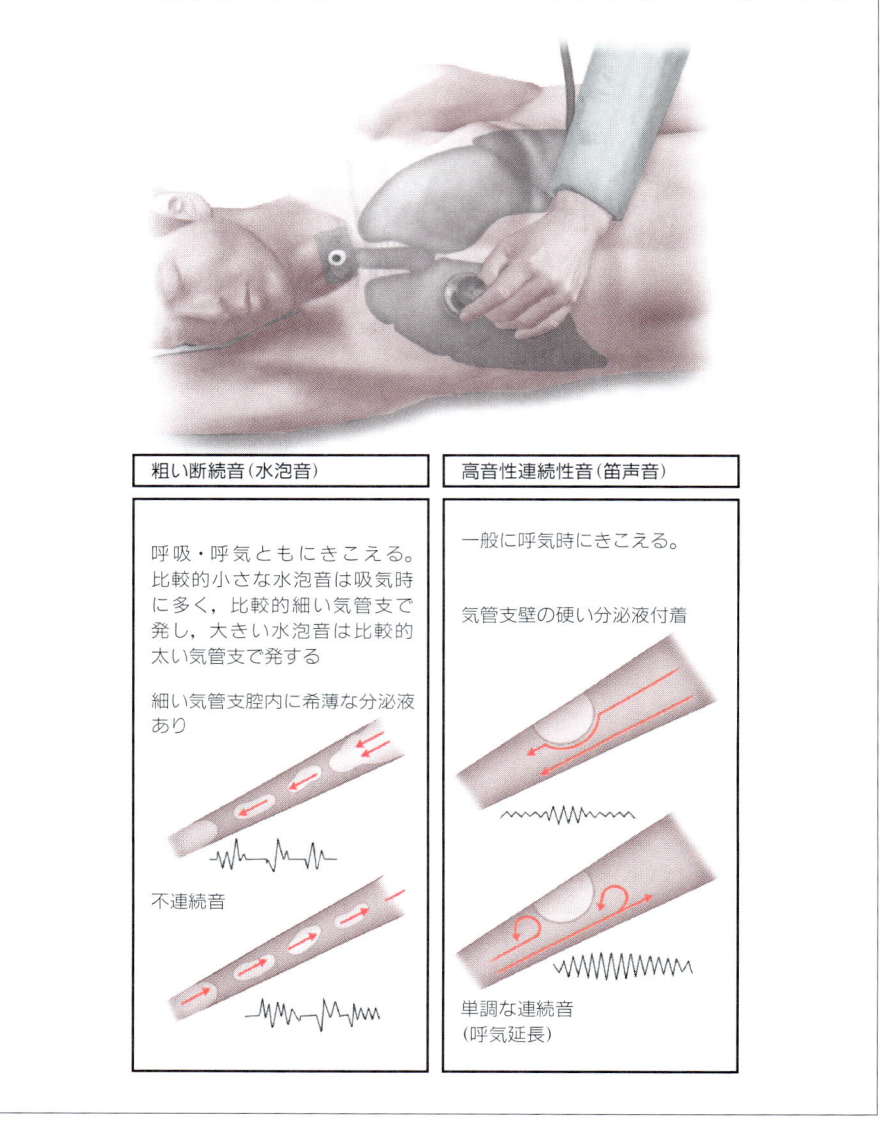

Case 11 終末期がん患者の退院支援場面でのフィジカルアセスメント

粗い断続音（水泡音）	高音性連続性音（笛声音）
呼吸・呼気ともにきこえる。比較的小さな水泡音は吸気時に多く，比較的細い気管支で発し，大きい水泡音は比較的太い気管支で発する	一般に呼気時にきこえる。
細い気管支腔内に希薄な分泌液あり	気管支壁の硬い分泌液付着
不連続音	単調な連続音（呼気延長）

■図11-1　Lさんの聴診時に右の主気管枝周辺に聞こえる副雑音

結果

　本日もそろそろ吸引が必要な状態になってきました。今の呼吸状態を説明しながら，まずナースが吸引してみせます。吸引は侵襲を伴う処置であり必要以上には行わないことを前置きとして説明し，まず視覚的に呼吸状態を観察します。努力性呼吸が強くなってきて浅速呼吸で呼気延長もみられました。胸部の聴診を行うと，右主気管支周辺に分泌物の存在を示唆する副雑音（水泡音）が聴取されました。胸部の触診を行うと呼吸に伴った振動が感じられます。ここまで確認したら

分泌物の貯留部位を目指して吸引を行います。呼吸に合わせて吸期に吸引チューブを挿入し1回の吸引は10秒以内，吸引圧は20 kPa（150 mmHg）を超えないように調節します。痰黄色の粘稠痰がたくさん吸引されました。吸引後に実施前に見られていた症状が軽減しているかを確認すると，痰の貯留音は消え，触診での振動もありません。Lさんの表情にも険しさがなくなりました。

▶ 聴診を行わずに触診で吸引のタイミングを知る方法を指導

面会中は妻に吸引する回数を増やしてもらい，少しずつ慣れてきた様子です。聴診をしない妻には，吸引の前後で胸部の触診を行うことを指導内容に加えました。吸引のパンフレットにもよく目を通していて，「痰がとれるとホッとするけど，全然取れない時もあるわ」と話しています。妻が吸引した後に，ナースが肺胞部分の状態を聴診で確認すると，副雑音が消失していることも多くなってきました。結果を妻に伝えることで，吸引手技の確認と今後の指導につなげていきます。

訪問看護師との連携の場面

退院支援ナースより，在宅医と訪問看護ステーションが決定し，訪問看護師が来院を予定していると連絡がありました。Lさんと妻に日時を伝えると，「本当に退院する日が近づいているんですね。うれしいのが半分，心配なのが半分です。実は遠方に住んでいる娘夫婦に退院を反対されてね。でもお父さんが帰りたがっているから…」と不安も口にしました。「訪問看護師さんとも一緒に相談してみましょう」と返しました。

後日，訪問看護師がLさん夫婦との顔合わせと入院中の看護の引継ぎのために来院しました。私はLさんの状態と退院指導内容について引継ぎを行い，その後病室でLさんと妻を紹介します。

■訪問看護師にも状態を把握してもらう

Lさんは臥床して閉眼しています。妻が「お父さん，家に来てくれる看護師さんが会いに来てくれたよ」と声をかけました。体を揺するとLさんはゆっくりと目を開け「よろしく」と小声で言い，すぐに閉眼しました。意識レベルはJCSでⅡ－10です。妻は「まあ今日は返事ができたわ」と喜び，最近は返事もできないことが多いと話しました。その時，Lさんが布団の中でゴソゴソとオムツを触りだしました。妻は「尿が出たのかしら。お父さん見てみるね」と声を掛け尿パットが濡れていることを確認すると上手に交換を行いました。訪問看護師に「オムツかぶれしないか心配ですけど，皮膚はきれいなんですよ」と説明し，皮膚の観察も合わせて行えている様子です。

しばらく3人で話をしていると，Lさんが表情を曇らせています。妻が「そろそろ吸引の時間かな」と言いながら吸引を始めました。妻は「えっと，こうして…」と教えられた手技を思い出しながら夫に吸引を行います。吸引チューブを湿らせ手早く気管に挿入しました。緊張からか慌てた様子もあり，10秒以上吸引を続け

▶ 妻に吸引してもらうが，緊張のためか，あまりうまく行かず。落胆の様子

Case 11 終末期がん患者の退院支援場面でのフィジカルアセスメント

「痰があまり吸えないわ」とやっとチューブを回転させ始めました。Lさんの顔面が紅潮しています。「1回の吸引は10秒ぐらいで終わらせましょうね」と声をかけると，「あっ，そうでした」と，いったん吸引チューブを抜きました。Lさんの表情を確認する余裕もなくまたすぐに吸引を行い，今度はやみくもに吸引チューブを回転させていますが，あまり痰が吸えていません。そこで替わって吸引をすませた後，「奥さん，私たちが見ているから緊張されていましたね。吸引について，もう一度確認しましょう」と声をかけました。「緊張して焦ってしまいました。もう少し練習しないと合格点がもらえませんね」と少しがっかりしています。練習を始めたばかりの妻を労い，もうしばらく練習を重ねます。

■自宅での吸引のための訓練

退院後は，自宅でも訪問看護師が観察を行いながら，適切な吸引方法について説明する機会を設けることを伝えます。また，退院までの間できるだけいっしょにLさんの呼吸状態の観察と胸部の触診，吸引の手順の練習を重ねましょうと提案してみました。訪問看護師からも「Lさんのような患者様のところにこれまでたくさん行かせてもらっています。お気持ちが決まればいつでも家に帰ってきてください。私たちは毎日お手伝いできますから」と笑顔で妻に励ましの言葉かけがあり，この日の打ち合わせを終えました。

後日妻から，「看護師さんたちが親身に相談にのってくれるし，お父さんのことをちゃんと話し合ってくれているのを見て安心しました。家に来てくれる看護師さんにも夫のことを分かってもらったと思うので，不安だけど帰ってみることにします。娘たちも今は応援してくれています」という言葉が聞かれました。

今後のケア

状態は一進一退のLさんですが「もうすぐ家に帰りますよ」という声掛けに嬉しそうな表情をします。不安を抱えながら自宅退院を決めた妻の気持ちを労いながら，ナースは妻の決断を支えます。妻が一番不安に思っている吸引については，思ったように吸引できない場合にはやみくもに吸引を繰り返さず，体位ドレナージや他の排痰方法を併用したうえで実施することと，空気が乾燥し痰が粘稠で硬い場合は吸入してから吸引することを退院指導に加え，訪問看護師に自宅での継続指導も依頼しました。

■退院指導につけ加えておく内容

妻の吸引の手技が安定した後に，あと3点の退院指導を追加しました。1つめは意識状態と痛みの観察についてです。現在は痛みはコントロールできていますが，今後病気の進行にともない増強する可能性があり，言葉での訴えがなくても表情の変化や夜間に睡眠が取れているかどうかが観察ポイントになることと，家族が

▶ 意識状態と痛みの観察

側にいて体を擦るだけでも十分な愛情のケアになることを伝え，介護に疲れたときには遠慮せずに訪問看護師に相談するように伝えました。

> 排泄ケア時に排泄物と皮膚の観察を

2つめは排泄のケアについてです。おむつ交換は上手にできる妻ですが，排泄物に出血を思わせるような色調の変化や量の変化がないかの確認と皮膚の観察を指導します。脊椎の一部や肋骨にも骨転移があるため，おむつ交換時に体幹をひねるような姿勢や膝下に介護者が腕を入れて臀部を持ち上げるような姿勢は，骨への影響が大きく，新たな骨折をおこす可能性があるため避けるように説明し，体幹を固定したままゆっくりと側臥位にし，肛門周囲を清拭あるいは洗浄する方法を紹介しました。皮膚の観察は肛門周囲の他，鼠径部や陰嚢の裏にも便が入り込みやすく，pHがアルカリ性に傾いて，ただれやすいことを説明しました。漏れないような尿取りパッドの貼用の仕方と陰部の皮膚の観察点について説明し，夜は妻が休めるように夜用のパットがあることも紹介しました。今後のLさんは，おそらく尿量が減少していくこと，またパットに膿や血尿があれば，尿路感染症が疑われ発熱することを説明し，その場合は訪問看護師に報告するように説明しました。排便コントロールや陰部の清潔ケアは訪問看護師に依頼しました。

> 口腔ケアが肺炎防止につながることを説明して，具体的な方法を教える

3つめは口腔ケアについてです。「入院する前はしんどがって口のケアはあまりしていなかった」と妻は話します。Lさんは経口摂取をほとんどしておらず，飲水もごく少量です。Lさんにとって口腔の清潔保持は，重要な肺炎予防になります。誤嚥を予防するため上体を起こすか側臥位にし，スポンジブラシは水分を含ませた後，絞って使用します。水分を含ませすぎると誤嚥する可能性があり注意が必要です。残っている歯はできるだけ歯ブラシで磨き，舌，舌下，頬の内側にもスポンジブラシを入れ，汚れを吸い取ります。最後に保湿剤を口腔内に塗布します。

口腔ケアは感染症の予防だけでなく，食欲増進や意欲の向上にもつながる重要なケアであることを説明しながら指導します。また口腔ケアは覚醒している時に行い，睡眠中や意識状態の悪い時には誤嚥の可能性が強くなるため，妻一人では行わず訪問看護師に任せるように伝えました。

Lさんの妻は計画した退院指導を終え退院日を迎えました。退院後は訪問看護師はじめ，ケアマネージャーやかかりつけ医が相談に乗り助けてくれることを心強く思っている様子です。

この事例を通して伝えたいこと

がん終末期の患者は，その一日一日がとても貴重です。そのため，入院中に自宅に帰ったら何に困るかを見極め，退院後の生活に自信がもてるようにと試験外泊を繰り返したり，退院指導をゆっくり考える時間的余裕はほとんどないのが現状です。かといって十分な準備もなく退院を迎えることのないように，病院ナースは個別的な退院指導計画を迅速に立てなければなりません。

Case 11 終末期がん患者の退院支援場面でのフィジカルアセスメント

　退院指導は介護者の年齢や状況に合わせて内容を検討しアレンジすることが必要です。例えば気管切開の患者さんでもLさんのようながんの終末期で介護者共に高齢な場合と，年齢が若くこれから社会復帰する患者さんでは，退院指導の内容が違って当然です。社会復帰する患者さんには，セルフケアとして吸引や気管切開部のケアが自分で行えるように，時間をかけてでも正確な知識と技術の指導が必要です。しかし終末期の患者さんの場合は，すべてマスターしないと帰れないわけでもありません。退院後に引き続きフォローしてくれる在宅医療のチームの存在が助けてくれます。Lさんの妻が，ナースたちの連携している場面を見て安心感を覚えているように，連携していることを患者さんや家族に見せることが退院の場面では重要なケアになっているのです。

> ナースの連携を見せることが重要なケアになる

　またLさんの妻に，夫の体に触れながら呼吸状態や吸引の効果をみるフィジカルアセスメントを指導することは，それをせずに退院した場合を想像すると，おそらくより安全で安定した在宅生活を継続させる重要なポイントとなったはずです。そしてLさん達が「家に帰って本当に良かった」と思うことができれば，Lさんご夫婦の最後の幸せをお手伝いできる看護という仕事に，私たちナースも喜びとプライドを持つことができるでしょう。病院の中で患者さんをケアすることだけでなく，自宅へ送り出し訪問看護師に後を任せることも新しい看護の一面です。

　現在は退院支援や地域連携の専任看護師を置く施設も増えていますが，専任者がいない施設では，直接訪問看護ステーションの管理者に相談しながら退院指導を進めても良いでしょう。そして連携時には看護サマリーの受け渡しだけでなく，患者家族も参加できる場を設定し，フィジカルアセスメントを用いてみてください。終末期に退院を迎える患者さんにもフィジカルアセスメントを用いてケアをつなげることが，退院後自宅療養する患者さんのより安定した生活を支えるでしょう。

Case 12
クリティカルな場面で活用するフィジカルアセスメント

　ICUには重篤な症例や手術直後の患者さんなど，高度医療・集中治療を必要とした方が入室します。こういった患者さんには，さまざまなモニターが装着されます。一般的には心電図モニターや観血的動脈圧，SpO_2モニターなどが装着されるのですが，さらに重篤な状態では心機能をモニターするためのスワンガンツカテーテルなども加わります。これらのモニターからは多くの生体情報をリアルタイムに得ることができるため，異常の早期発見には非常に有用といえます。ただし注意しなくてはならないのは，これらのモニターが示すのはあくまでも客観的な数値であり，患者さん自身の体験している客観的な苦痛や不安の程度を知るためには十分とは言えないのです。このことを念頭に置き，モニターからは決して得ることのできない患者さんの身体の声を聞きとり，声をかけながら実際に患者さんの体に触れることで，安楽で効果的な治療が行われるようナースは援助していかなければなりません。

　ここでは，モニター上は異常値を示していなかった患者さんの呼吸状態についてのフィジカルアセスメントと効果的な治療へのアプローチについて紹介します。

Case 12 クリティカルな場面で活用するフィジカルアセスメント

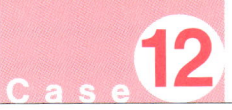

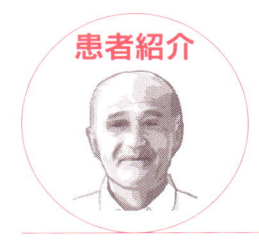

患者紹介

弓部大動脈置換術を受けた直後の患者

　Mさんは78歳の男性，弓部大動脈解離で緊急搬送，緊急手術となり，術後ICUに入室となった患者さんです。

　手術は，出血は多かったものの予定通り大動脈弓部人工血管置換術を終了。しかし高齢のせいか麻酔からの覚醒が遷延し，人工呼吸器からの離脱が遅れていました。人工呼吸器から離脱して抜管に至ったのは，手術終了から約12時間後でした。抜管後は酸素流量10 Lで酸素マスクを装着。SpO_2は96％前後で経過しており，痰が多く，痰が貯留してSpO_2が92～93％に低下してくると水泡音・捻髪音が著明に聞こえます。自力での喀痰喀出は十分とはいえず，適宜吸引による介入が必要でした。術後の胸部レントゲンでは両肺にうっ血がみられます。意思疎通は問題なく行え，創痛は麻薬（フェンタニル）の持続投与により自制内ということでした。

介入の場面

　私は準夜帯の勤務ではじめてMさんを担当しました。日勤勤務者からの申し送りを受け，循環動態や全身状態の情報を整理します。この日Mさんは循環動態的には比較的安定しており，今一番の心配事は呼吸に関することでした。術後，心

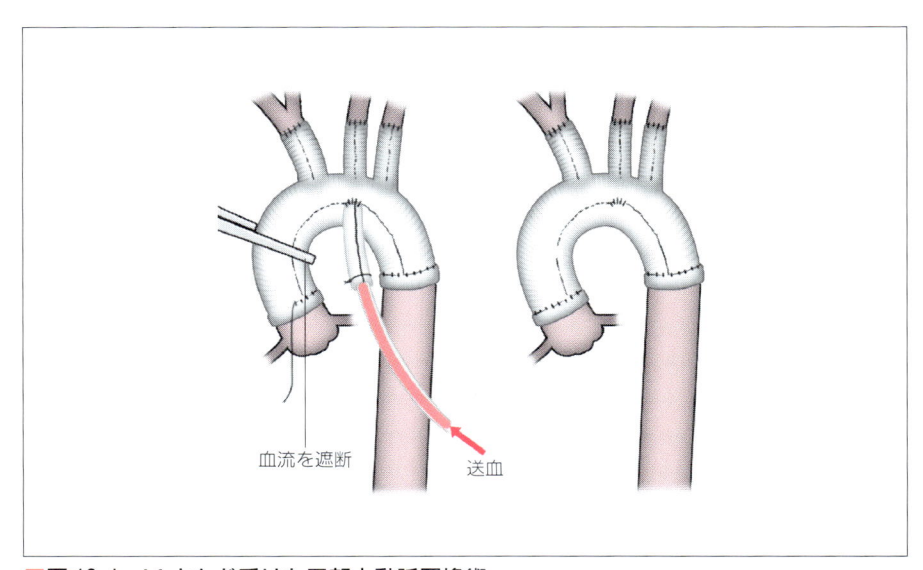

■図12-1　Mさんが受けた弓部大動脈置換術
弓部大動脈を人工血管に置換した（左）のち，送血ラインを切除する（右）。

囊や前縦隔，胸腔内にドレーンも留置されています。午後12時すぎに抜管に至ったものの，痰が多く，反回神経麻痺があるのか，うまく去痰ができていない様子でした。

日勤者とともに抜管後の呼吸状態や血液ガスデータ，また胸部レントゲン写真の所見などの情報を確認しました。そして日勤者から引き継いだ状態と比較しながらMさんの観察を行うところです。

フィジカルアセスメントの実際・結果

フィジカルアセスメントとして以下の手技を行います。

実施すべきフィジカルアセスメント
① 胸郭の視診・触診
② 胸郭の打診
③ 呼吸音の聴診

呼吸器状態を反映する数値的なデータには呼吸数やSpO_2，血液ガスがあります。しかし，身体の重要なサインを見逃さないためにフィジカルアセスメントをすすめていく必要があります。Mさんの状態を把握していくために，主に①〜③までのフィジカルアセスメントの手技を使いましたが，あわせて忘れてはならないいくつかのチェックポイントがあります。

> 緊急性の有無を判断するために忘れてはならないチェックポイント

そのチェックポイントとは，呼吸パターンはどうか，促迫はしていないか，浅表性か深大性か，また患者さんはどのような体勢をとっているか，意識は明瞭か，呼吸困難感などの自覚症状はあるか，チアノーゼはみられないか，などです。これらの観察も十分に行い，情報を得ていく必要があります。またそれらの情報から緊急性の有無を常に判断していかなければなりません。

Mさんは，お昼すぎに抜管してからまだ4時間ほどしか経っていません。しかも痰が多いわりには自己喀出も十分ではないという状況です。自己喀出が不十分ということからは，反回神経麻痺が予想されます。大動脈弓部の手術では解剖学的な位置から左反回神経を損傷するリスクが高いとされ，反回神経麻痺が存在すれば適宜吸引による介入が必要になってきます。

> 反回神経麻痺による痰の喀出障害を念頭にフィジカルアセスメントを行う

まずMさんに挨拶を行いフィジカルアセスメントを行うことを説明します(今回は呼吸状態に対するフィジカルイグザムを中心にまとめています)。ここでは主に意識状態，表情・呼吸パターン，体勢，また何らかの自覚症状があるかどうかを確認。そして視診・触診，聴診と打診を行います。

■患者のベッドをギャッジアップする

フィジカルアセスメント(手技)に入る前に，まずMさんの寝衣のしわを伸ば

し，体勢を整え本人と相談しながらベッドのギャッジを60°程度にアップさせます。寝衣のしわを伸ばすためにベッド上で身体を右に左に動かすことは，ひとつの体位ドレナージにつながります。また寝衣のしわひとつとってもそれらは患者さんに不快感を与え，さらに高齢者や栄養状態の悪い患者さんにとっては褥瘡の誘因になります。体勢を整え，ギャッジを上げることは，横隔膜が下がりやすくなるため，呼吸がしやすくなることにつながります。

　ギャッジアップの後のMさんは，意識は清明で会話は成立します。呼吸困難感などの自覚症状については，「ない」と答えます。しかしときどき顔をしかめたり，目を見開くような苦痛様顔貌がみられます。呼吸回数は，1分間に20〜25回とやや頻呼吸，呼吸音は肺野全体に水泡音・捻髪音が聴取され，触診ではブルブルといった感触が掌に伝わってきます。打診をしても肺野全体に半濁音が聞こえます。SpO_2は94〜95％前後です。

結果

▶ 無意識下で同一体位をとることが困難な状態から心不全への傾斜を疑う

　Mさんは自覚症状の訴えはないものの，無意識下では同一体位を維持することは困難なようです。その証拠にベッドがギャッジアップしていても，身の置き所がないのか，しばらくすると，さらに前のめりに座り直そうとしたり，反対に身体をズリおろしてしまったりと落ち着きが見られません。おそらく抜管後，心負荷がかかり，心不全に傾いていると思われます。

■吸引チューブを挿入後に咳をしてもらう

　本人に吸引を行うことを伝え，吸引チューブを挿入後に咳をしてもらうよう協力を依頼します。水泡音が聴取される場合，まず体位ドレナージを行い，末梢側にある分泌物を太い気管枝まで移動させる必要があります。そうすることでより効果的な去痰（呼吸器ケア）を図ることができます。しかし，Mさんのように心不全に傾いている患者さんに，一定時間側臥位などの体位保持を強いることはできません。心臓の手術では，手術前からの心機能の低下に加え，手術の影響（人工心肺や心臓そのものへの直接的な影響）などから，手術直後はわずかな負荷からも心不全に傾きやすいのです。しかし，明らかに気管内分泌物が貯留しているような場合，それをとり除かなければ酸素化不良や無気肺，肺炎などをひきおこしかねません。そのため，できるだけ有効な去痰援助となるよう，患者さん自身にも協力を依頼します。

▶ 咳嗽反射の減弱から反回神経麻痺を疑う

　吸引による介入で，ベージュ色の粘稠な分泌物を多量に除去することができました。また気管にチューブが挿入されることで咳嗽反射の有無も確認することができました。残念ながらMさんの咳嗽反射はかなり弱く，反回神経麻痺の可能性が考えられました。反回神経麻痺が疑われる以上，患者さん本人の力（咳嗽反射）で気管分泌物を末梢気管支から移動させ，喀出することは困難と思われ，適宜吸引による介入が必要となります。この吸引の後，MさんのSpO_2は93〜94％だっ

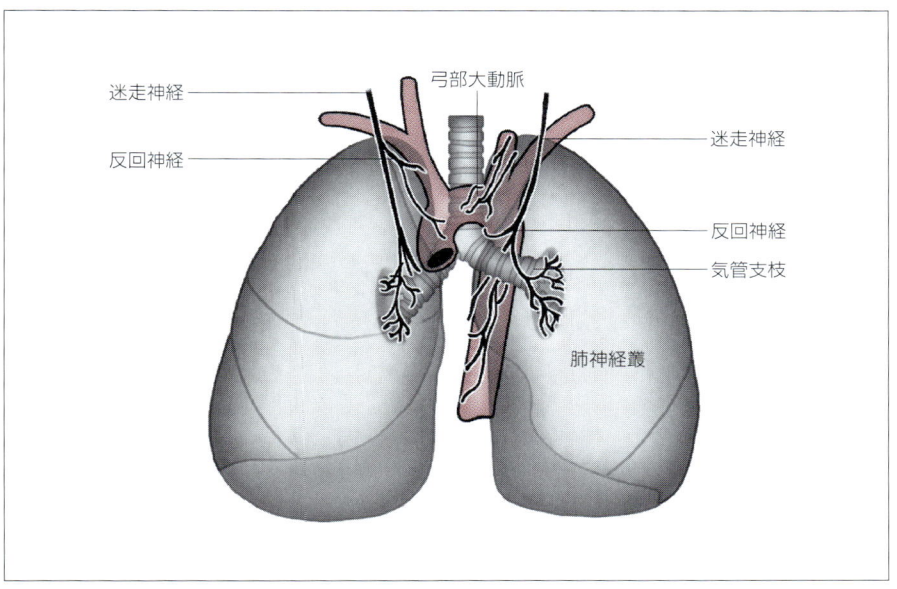

■図12-2　迷走神経の大動脈・気管支支配
反回神経は胸腔内で迷走神経から分岐した神経で，右は鎖骨下動脈，左は動脈管索の位置で後方を回って気管食道溝を上行し，輪状軟骨上縁に達する前に前枝と後枝に分かれる。反回神経麻痺の症状としては，反回神経が上行して咽頭・喉頭を支配する神経の障害による嗄声が有名であるが，図でも分かるように迷走神経の気管支枝や肺神経叢も同じ神経から発しており，反回神経麻痺症例では喀痰力が低下する。

たものが96％まで回復し，頻呼吸も落ち着きました。表情も幾分か楽そうにみえます。ごそごそした動きも収まり，体位保持も可能になりました。

結果

しかし，このMさんの状態は30分から1時間ほどしか維持できませんでした。Mさんから喘鳴が聞こえ始め，姿勢も落ち着きません。

■**聴診で再度状態を確認**

再度，呼吸困難感など何らかの自覚症状の有無を確認し，がまんしないよう説明。そして身体の位置・体勢を整え直し，聴診をさせてもらいます。

胸部を聴診しながら，口唇や爪の色，末梢冷感の有無を視診・触診で観察します。聴診の後は左右の肺野に掌を当て触診で分泌物の有無を確認します。

結果

聴診により両肺野で著明な水泡音が聴取されます。また触診では，ブルブルといった水っぽい感触が掌に伝わり，再び分泌物の貯留が予測されました。

■**再度吸引し咳をしてもらう**

本人に再度吸引を行うことを伝え，吸引チューブを挿入後に咳をしてもらうよ

Case 12 クリティカルな場面で活用するフィジカルアセスメント

再度の吸引で粘稠な分泌物を大量に吸引 ▶ う協力を依頼します。その結果，先ほどと同じように吸引による介入でベージュ色の粘稠な分泌物を多量に除去することができました。吸引の後は，Mさんの呼吸も幾分楽そうにみえます。

しかし，30分～1時間後ごとにMさんは同じような状態となり，同様の介入が繰り返し続きます。

吸引や体勢の補正による介入でMさんの呼吸状態は幾分か改善します。しかし，1時間も保持できません。また繰り返し行う吸引への苦痛も心負荷を与えてしまいます。Mさんの現状を主治医に相談することにしました。

結果

主治医は胸部レントゲン撮影，血液ガス検査を行いました。結果は，胸部レントゲンは抜管前とほぼ変化がないこと，血液ガスデータ上も（術後としては）異常が認められないこと，また本人からの言葉としての訴えがないことから，もう少しこのままの介入を続けるようにと指示が出ました。

■アセスメントを繰り返し主治医に提案

引き続きフィジカルアセスメントを繰り返し，適宜体位調整・吸引を行いました。前回主治医へ報告した時点からのモニター上のSpO_2値や呼吸パターンには急激な変化はみられませんでしたが，呼吸音（水泡音）は改善しておらず，むしろ少しずつ増悪傾向になっているようでした。喘鳴も聞こえます。またMさんの言葉としての訴えもありませんでしたが，ごそごそとした落ち着かない体動，そして何より繰り返し行う吸引への負担や苦痛を考え，再度主治医に報告することにしました。

主治医はもう一度胸部レントゲン撮影を行うとともに，血液ガスのデータ，聴診，本人からの訴えの有無を確認して，やはりもう少しこのままの適宜の吸引などの介入を続けるよう指示を出しました。しかし，私は，Mさんのここ数時間の身の置き所のない体動や，呼吸パターン，呼吸音などから，本人からの訴えはないが，かなりの苦痛を感じているのではないかと答えました。また現状では体位ドレナージは不可能であり，吸引の苦痛だけで有効な去痰援助になっているとは言えないこと，事実，呼吸音は増悪してきていると伝えました。

ナースの立場から今後の方針を提案 ▶ すると，ナースとして考えはどうかと意見を求められました。私は，鎮静下でしっかり安静を確保した上で，有効な体位ドレナージをしたほうが呼吸器合併症の予防にもなるし，心負荷の軽減につながるのではないかと提案しました。主治医は私の報告内容や意見を聞いた後，もう一度Mさんの診察を行いました。挿管自体も期間が長くなれば呼吸器障害をひきおこします。まして高齢であれば呼吸筋などへの影響も考えなくてはなりません。

> **結果**
>
> 　このままの状態か再挿管か，どちらもリスクはあると思いますが，主治医はずっとベッドサイドでMさんの状態を観察してきた私の報告や意見を考慮に入れ，再挿管となりました。挿管直後には多量の気管内分泌物が溢れ出し，以後も多量の気管内分泌物が続きました。Mさんの経過，胸部レントゲン所見，血液検査・血液ガスデータなどの改善には，思っていた以上に時間がかかり，Mさんは再挿管から2日後，抜管となりました。

今後のケア

　挿管前のMさんは呼吸困難感から同一体位の保持が困難でした。そのため聴診や打診は手早く，必要最低限の範囲で情報収集しなくてはなりませんでした。しかし，鎮静下ではじっくり聴診・打診をすすめ，貯痰音，無気肺などの部位を同定し，有効な体位ドレナージを行うことができます。手術後いったんは抜管となったものの，術後合併症のひとつである呼吸器障害をおこし，再挿管・鎮静下の治療管理となったMさんですので，二度目の抜管後の今度こそは無気肺や肺炎や胸水貯留などをおこすことがないようにケアを行います。そのためには，呼吸ケアだけでなく，創部痛を鎮痛薬でうまくコントロールしながら早期離床を進め，ADLを拡大していくケアが不可欠です。ADLの拡大のためには，循環動態の変化や感染リスクに留意しながらリハビリを進めます。この過程では，なによりもご本人の意欲とご家族の励ましが大切です。術後の回復を示す細かい状態の変化を見逃さず，それを患者と家族に言葉でこまめに伝えて回復をともに喜ぶこともナースにできる大切なケアです。

この事例を通して伝えたいこと

▶ 検査データに現れない身体の声を聞くことも重要

　ICUでは数多くのモニターが使用され，すべて数値管理されている印象が強くあります。しかしながらMさんのように，数値的には許容範囲に止まりながらも実際には想定外の経過をたどる患者さんもいます。ベッドサイドで患者さんの一番近くにいるナースは，数値では示されない患者さんの身体の声をリアルタイムに感じ取ることができます。このような数値を通してではなく，私たち自身の五感を使うフィジカルアセスメント能力は，効果的な治療を進めていく一端を担っていると思っています。

索引

数字・欧文

1秒率の意義　70
1秒量の意義　70
%VC(%肺活量)の意義　70
ADLの低下したパーキンソン病患者　51
CTR(心胸比)　99
FEV$_{1.0}$(1秒量)の意義　70
FEV$_{1.0\%}$(1秒率)の意義　70
HOT(在宅酸素療法)　90
Japan Coma Scale　21
MMT(manual muscle test)，多発性硬化症を疑う患者の　103
TAE治療
——の原理　2
——の手技と原理　3
——を受けた患者のフィジカルアセスメント　1
——後によくみられる身体症状　3
——後の合併症確認のためのフィジカルアセスメント　3
VC(肺活量)の意義　70
WHO 3段階除痛ラダー　64

ア行

浅い触診と深い触診，腹部の　14
足壊疽予防のための患者教育，糖尿病患者の　87
足病変のチェックのためのフィジカルアセスメント，糖尿病患者の　82
易感染性，糖尿病患者の　84
胃がん転移で痛みを訴える患者のフィジカルアセスメント　60
意識状態の観察，終末期がん患者の自宅での　122
移乗動作の評価，脳梗塞患者の　41
痛み
——の観察，終末期がん患者の自宅での　122
——を訴える患者の問診のポイント　60
——を把握するためのフィジカルアセスメント　60
位置覚の確認，糖尿病患者の　86
易疲労，寝たきりのパーキンソン病患者の　54
陰部洗浄，寝たきりのパーキンソン病患者の　56
ウートフ徴候，多発性硬化症の　104, 111
右心不全徴候の観察，訪問看護での　96
運動神経障害
——，糖尿病患者の　84
——の検査，糖尿病患者の　86
運動麻痺のみかた，脳梗塞患者の　34
嚥下状態の評価　45
悪寒戦慄
——後の発汗への対処　24
——と熱の分利　25
温度覚の確認
——，糖尿病患者の　86
——，足浴場面での　109

カ行

カーテン徴候のみかた　32, 33
改訂水飲みテスト　30
外頸静脈の怒張，右心不全による　96
外反母趾，糖尿病患者の　87
下肢神経障害チェックのためのフィジカルアセスメント，糖尿病患者の　82
下肢動脈血栓の確認のためのフィジカルアセスメント　5
ガス抜き，寝たきりのパーキンソン病患者の　56
下腿の触診，糖尿病患者の　83
感覚障害
——，糖尿病患者の　84
——に対する患者指導　113
——の有無の確認，足浴場面での　109, 111
——をもつ患者の入浴時に行うフィジカルアセスメント　101
環境整備，TAE後の安静患者への　7
肝細胞がんの治療，TAEによる　2
肝不全の徴候チェック，TAE後の　8
がん性疼痛の緩和ケアにつなげるフィジカルアセスメント　59
顔面神経麻痺症状のみかた　32
緩和ケアチーム　66
気道クリアランスの評価
——，聴診による　73
——，食後の　48
ギャッジアップ時の注意，術後患者の　128
吸引
——のタイミング，触診で知る　121
——後の胸郭の観察　118
——指導時のフィジカルアセスメントのポイント　117, 119
急な発熱を来たした高齢者のフィジカルアセスメント　19
弓部大動脈置換術を受けた直後の患者のフィジカルアセスメント　126
胸郭
——と心臓の聴診領域　96
——の観察，吸引後の　118
——の視診・触診，呼吸訓練前の　72
——の聴診で聞く水泡音　119
起立性低血圧
——，臥位から端座位に移る場合の　40
——に伴う症状　40
禁煙指導，術後の　78
喫煙と術後肺合併症　71
口すぼめ呼吸　73
クリティカルな場面で活用するフィジカルアセスメント　125
頸部リラクセーション，誤嚥予防のための　44
痙攣性便秘の原因と改善法　18
血管障害，糖尿病患者の　84

索引

口腔ケア
　——，誤嚥性肺炎予防のための　47
　——，終末期がん患者の自宅での指導　123
口腔内の観察，食事摂取開始前の　33
高血圧と糖尿病をもつラクナ梗塞の患者　30
拘縮，寝たきりのパーキンソン病患者の　54
巧緻運動障害の確認，多発性硬化症を疑う患者の　103
高齢者の発熱時の観察・確認　22
誤嚥
　——と窒息の危険性の説明，脳梗塞患者への　37
　——予防のための頸部リラクセーション　44
　——リスクを減らす姿勢　43
誤嚥性肺炎のリスク軽減のための口腔ケア　47
呼吸音の聴診
　——，気道クリアランス確認のための　48
　——，吸引指導時の　117
　——，心不全を疑った場合の　97
　——，発熱患者の　21
　——，腹式呼吸の訓練のための　73
呼吸器感染，寝たきりのパーキンソン病患者の　54
呼吸機能に問題のある患者の術前評価　70
呼吸訓練前に行うべきフィジカルアセスメント　71
呼吸状態の観察，吸引前後の　120
呼吸パターンの観察，大動脈置換術後の　127

サ行

再梗塞の予兆をみるためのフィジカルアセスメント　47
細小血管の障害，糖尿病患者の　84
在宅酸素療法をしている患者へのフィジカルアセスメント　89
座位バランスの評価，脳梗塞患者の　41
左室肥大の有無の観察　97
弛緩型膀胱　26
弛緩性便秘
　——に悩む患者のフィジカルアセスメント　9
　——の原因と改善法　18
四肢筋力の測定，多発性硬化症を疑う患者の　103
視神経症状，多発性硬化症の　104
ジャパン・コーマ・スケール　21
シャワー浴時のフィジカルアセスメント　106
習慣性便秘の原因と改善法　18
終末期がん患者の退院支援場合でのフィジカルアセスメント　115
手指の可動性の評価，脳梗塞患者の　38
術前患者の呼吸訓練場面でのフィジカルアセスメント　69
食事介助時のケアのポイント，嚥下機能障害がある患者の　43
食事再開直前のフィジカルアセスメント，脳梗塞患者の　42
食事中のフィジカルアセスメント，脳梗塞患者の　43
食事に集中できる環境整備，誤嚥の危険のある患者の　44
触診
　——で吸引のタイミングを知る方法　121
　——による痰貯留の予測　129
褥瘡
　——，寝たきりパーキンソン病患者の　54
　——リスクの評価，在宅での　98
除痛ラダー，WHOの3段階　64
触覚の確認，足浴場面での　109
自律神経障害
　——，糖尿病患者の　84
　——症状の評価，多発性硬化症を疑う患者の　105
神経因性膀胱
　——のタイプと特徴　26
　——，尿路感染から急な発熱を来した高齢者の　25
神経障害
　——，糖尿病患者の　84
　——の有無の確認，糖尿病患者の　86
深部感覚の確認，足浴場面での　110
心不全徴候
　——の観察，大動脈置換術後の　128
　——を調べるフィジカルアセスメント　95
心不全を合併した在宅療養患者，肺気腫から　90
深部知覚の確認，糖尿病患者の　86
水泡音，胸部の聴診で聞く　119
生活環境の観察，訪問看護での　93
清拭
　——と更衣時のフィジカルアセスメント，在宅での　98
　——時に行うフィジカルアセスメント，寝たきりパーキンソン病患者の　53,55
　——時のフィジカルアセスメント，脳梗塞患者の　33
脊髄症状，多発性硬化症の　104
舌下神経機能のみかた　32,33
絶対安静患者のケア，TAE治療後の　5
足背動脈の触診
　——，下肢動脈血栓確認のための　5
　——，多発性硬化症を疑う患者の　105

タ行

体位保持の観察，全身状態を反映する　128
退院支援ナースとの面談　117
退院指導，終末期がん患者の　122
大血管の障害，糖尿病患者の　84
体重測定，心不全を疑う患者への　99
大腸の解剖学的理解，腹部のフィジカルアセスメントに必要な　15
大動脈置換術を受けた直後の患者のフィジカルアセスメント　125
脱衣の観察，多発性硬化症を疑う患者の　107
多発性硬化症
　——の疑いで検査入院した患者　102
　——の病態　104
樽状変形，胸郭の　72
痰喀出の練習，術前の　75

痰貯留の予測，触診による　129
着衣の観察，多発性硬化症を疑う患者の　112
聴診
——，心臓の4つの弁領域の　96
——，腹部の　13
——，食事再開前の腹部の　35
——，食事摂取後の呼吸音の　48
腸蠕動運動のみかた，脳梗塞患者の　35
腸蠕動音の確認，便秘で悩む患者の　13
腸の触診，便秘で悩む患者の　13
低栄養の改善，心不全を疑う患者への　18,99
瞳孔の間接反射のみかた　32
疼痛部位確認のためのフィジカルアセスメント　62
糖尿病
——の合併症　84
——の患者教育に活かすフィジカルアセスメント　81
動脈硬化の触診，糖尿病患者の血行からみる　85
徒手筋力評価（MMT；manual muscle test），多発性硬化症を疑う患者の　103
トリフローを用いた呼吸訓練，術前の　77

ナ行

内包の障害による片麻痺　39
日常生活自立度（寝たきり度）判定基準　52
尿道カテーテル挿入の援助　23
尿閉徴候を調べるフィジカルアセスメント　22
尿路感染
——徴候を調べるフィジカルアセスメント　22
——，寝たきりのパーキンソン病患者に合併しやすい　54
鶏歩行，多発性硬化症を疑う患者の　107
寝たきり度（日常生活自立度）判定基準　52
熱の分利，悪寒戦慄と　25
脳梗塞
——で寝たきりの患者，肺炎で緊急入院の　20
——後の経口摂取を開始する患者のフィジカルアセスメント　29
——の急性期の血圧管理　31

ハ行

パーキンソン病
——患者に想定される合併症　54
——患者の清拭時に行うフィジカルアセスメント　51
肺活量の意義　70
肺がん末期で余命2ヵ月とされた患者　116
肺気腫から心不全を合併した在宅療養患者　90
排泄ケアの指導，終末期がん患者の自宅での　123
排痰訓練，術前の　75
排尿・排便障害，多発性硬化症の　104
排便を促す腹部マッサージ　15
発汗への対処，悪寒戦慄後の　24
発熱の原因検索のためのフィジカルアセスメント，高齢者の　21

バレー徴候のみかた，脳梗塞患者の　34,35
反回神経麻痺，喀痰力の低下と　128
反射型膀胱　26
フィジカルアセスメント
——，ADLの低下したパーキンソン病患者の　51
——，TAE治療をうけている患者の　1
——，痛みを把握するための　60
——，下肢動脈血栓の確認のため　5
——，感覚障害をもつ患者の入浴時の　101
——，がん性疼痛の緩和ケアにつなげる　59
——，急な発熱を来した高齢者の　19
——，クリティカルな場面で活用する　125
——，呼吸訓練に際して行うべき　71
——，再梗塞の予兆をみるための　47
——，在宅酸素療法をしている患者の　89
——，シャワー浴時に行う　106
——，弛緩性便秘に悩む患者の　9
——，心不全徴候を調べる　95
——，終末期がん患者の退院支援場面での　115
——，術前患者の呼吸訓練場面での　69
——，疼痛部位確認のための　62
——，糖尿病の患者教育に活かす　81
——，尿閉徴候を調べる　22
——，脳梗塞後に経口摂取を開始する患者の　29
腹式呼吸の訓練，術前の　74,75
腹部
——の触診時の注意　11
——の視診，便秘で悩む患者の　12
——の打診，便秘で悩む患者の　13
——の聴診，便秘で悩む患者の　13
——のフィジカルアセスメントでの注意　11
——のマッサージ，便塊解消のための　15
腹壁の観察，便秘で悩む患者の　12
浮腫
——の有無を確認するためのフィジカルアセスメント，糖尿病患者の　84
——の確認，足背での　106
——の程度を知るためのフィジカルアセスメント，訪問看護での　94
ブレーデンスケール　53
ペインスケール　65
ベッド回りの観察，訪問看護での　92
便秘に悩む患者のフィジカルアセスメント，白内障手術後の　9
片麻痺，内包の障害による　39
訪問看護師との連携　121
歩行の観察，多発性硬化症を疑う患者の　107
ボルタレン坐薬投与後の注意　24

マ行

マッサージ法，便塊を解消する　15
末梢循環の評価，多発性硬化症を疑う患者の　105
末梢循環不全徴候のアセスメント，糖尿病患者の　85
末梢神経障害の評価，多発性硬化症を疑う患者の　105

索引

慢性肺気腫
　──から心不全を合併した在宅療養者　90
　──の患者，在宅酸素療法を受ている　90
身の置き所のない体動　130
無抑制性膀胱　26
毛細血管再充満時間測定の意義　85
問診で確認すべきこと，便秘で悩む患者の　11

ヤ・ラ行

腰痛へのケア，TAE治療後の　6
立位バランスの評価，脳梗塞患者の　41
レスキュー・ドーズ　63
　──の評価　65
レルミッテ徴候，多発性硬化症の　104